介護職と支える認知症——私の診かた——

きみが見たいと思う変革に
きみ自身がなることだ
マハトマ・ガンジー

はじめに

私が認知症の在宅医療を始めて24年がたちました。かつて「特別な人や家族だけに起こる特別なこと」と思われていた認知症は、いまや８００万人に及ぶ病気といわれ始めました。

残念ながら認知症は、現時点で完治する病気とはいえません。しかし認知症ケアや家族の安心感など、その人と家族、住み慣れた地域といった安定した状況がつくられると、病気の進行が遅くなることも事実です。

恐怖と絶望のなかでだれの支えもなく認知症と向き合わなければならなかった人が3年で悪化した例、反対に、病気が全快することはなくても安心感と周囲の支えによって安定し、診療所に22年間通い続けてくれる人などさまざまです。言い換えれば、認知症は「なったら終わり」の病気ではなく、「なってからが勝負」の病気であると思います。

歩みがのろいといわれる認知症の研究もいまでは病態を解明するところまで迫っています。認知症を治せる時代が訪れるのもあとわずかです。しかし、ここしばらくは「できる限り病気が悪化しないようにして、なだらかに坂を下りていくことが大切」であると思っています。

悪化を遅らせるために不可欠なことがあります。それは、認知症ケアであり、そのケアからの情報を医療に生かすことです。ケアが命に向き合い、そこからの情報がフィードバックされることで私たち医療は支えられます。

本書は、主に認知症ケアを支援している人々と医療が協力することの大切さを知ってもらうことを目的として書きました。そして、これから現場で活躍することを願って認知症ケア専門士になった人、介護福祉士や介護支援専門員（ケアマネジャー）、ホームヘルパーなど、認知症ケアの専門職と医療連携が行われることとの大切さを記しました。

認知症ケアの専門職は自分の人生を削りながら、それでも人のために働こうとする「善意の人」の集まりです。そのような貴重な存在がバーンアウトしていくことは、この国の大切な社会資源の損失でもあります。本書が、悩む支援職への希望につながることを願っています。

私は、第一の臨床として日々の診療所での活動を、第二の臨床として教育や地域での講演を、そして第三の臨床として執筆を行っています。本書を通して多くの人に恩恵がもたらされることを願ってやみません。

倫理的配慮

本書に出てくるケア専門職や認知症の人、そして家族の話はすべて事実をもとにした物語です。しかし診療所が私の両親の時代から地域で65年間続いていること、メンタルクリニックも25年を迎えること、大阪下町の地域に根ざした活動をしていることを鑑み、実例に基づくいくつかの話を合わせて記載することで、登場人物のプライバシーを守る配慮を行いました。

登場するすべての人もしくは家族には、本書に掲載することの許諾を得ています。また、ケア専門職の場合には所属する機関の長の承諾も得ています。

認知症の人、家族、そしてケア支援職の個人情報を守秘し、人権を侵害しないように配慮しつつ、それでも彼らの物語を伝えることで社会の理解を深めることは私たちに与えられた大切な代弁（アドボカシー）行為です。

もくじ

1 診療・告知に向けて

1 介護職と連携した初診に際して

20年ほど前の外来では、認知症の人自身の意思ではなく、介護に困り果てた家族が中等度になった認知症の人を連れて無理やり受診するような姿が多数を占めていました。いまでは考えられないほど症状が悪化してから受診する時代でした。これは、現在のように認知症の人を理解し支援する人が少なかったためでしょう。

その後、認知症の人自身が声を上げカミングアウトするようになり、認知症の人のブログが社会に向けて発せられる時代にもなりました。そして、認知症本人ネットワークという名前で、当事者自身が支え合うことの大切さが声高に叫ばれるようにもなりました。

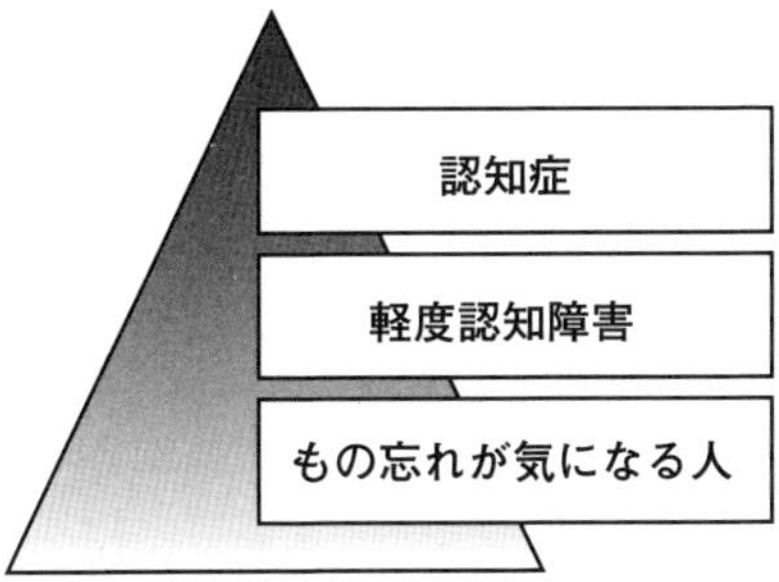

2005年ごろからでしょうか。徐々に若年認知症の人を支えようとする活動が広がり、診療所の受診者も自分から来院する人が増えてきました。認知症が気になる人、認知症ではないけれど、もの忘れが進みある程度の不都合をもつ「軽度認知障害」の人、そして認知症の人が来院するような構成になりました。

いつの時代にも共通している悩みは、「病気の自覚がない人にどうやって受診してもらうのか」ということです。「だまして受診してもらう」などとんでもありません。人権面への配慮こそ、第一に考えなければなりません。しかも、ただ一度の受診ではなく、その後も定期的に通院してもらうためには本人の納得が必要です。「医療機関に行かなければならないから」という理由だけではなく、その必要性を感じてもらって初めて通院が継続します。

2 Aさんのこと

Aさん（女性・84歳）もそのような1人でした。初期の血管性認知症である彼女は、できることとできないこととの差が激しく、家族も本当に認知症なのか分かりかねていました。もちろん、孫が「おばあちゃん、一度先生のところで診察してもらおうよ」と勧めても、「どこも痛くもかゆくもないのに、なにしに医者に行くの？」と突っぱねられて困り果てていました。

そんなときに力を貸してくれたのが、地域包括支援センターの主任ケアマネジャーである長山京子さんでした。彼女はケアマネジャーの資格をとり、現在は認知症ケア専門士の勉強中である熱心な地域の支援職です。ケアマネジャーや診療所の社会福祉と連携してAさん宅を訪問してくれるようになりました。「私は病気などではない。医者は嫌い」と言い続けるAさんの普段のようすを観察しながら定期的に訪問は続きました。

かつてAさんには高血圧があり、ふらふらする日が続いたことがあったという過去の事実が分かり、最近、訪問するたびに足が動きにくくなっていることにも気がつきました。それをもとに長山さんは「Aさん、いまはとても元気だけど歳を重ねてきたので、一度不都合がないかを検査してもらいましょう」と話を持ちかけて、しぶしぶではあっても受診の了承を得ることができました。

当院の手続きによるMRI画像検査によって認知症と慢性硬膜下血腫が合併していることが分かりました。

脳の硬膜と頭蓋骨の間に血がたまる慢性硬膜下血腫は、じわじわと血腫が脳を圧迫するため、認知症に近い症状を示す仮性認知症のひとつであり、血腫を取り除くことで認知症症状が治る可能性があります。しかしAさんの場合には、血腫と認知症がそれぞれ合併していたために、まずは血腫への対応が求められました。脳外科へも受診して出た結論は「血腫自体は少しずつではあるが小さくなっているので、あえてなにもせずに自然な吸収を待ってもよいのではないか」というものでした。

やれやれ一安心です。しかしAさんはこの血腫が見つかったことがとても怖かったらしく、それ以降は「血腫と脳の血管の詰まりを定期的に診てほしい」と積極的に家族同伴で通院してくれるようになりました。長山さんのかかわりがAさんの定期通院につながりました。そのことを評価してお礼を言うと、彼女は恥ずかしそうに答えました。「私はホームヘルパー出身で医学領域はもっとも不得意などころなので、これまで人任せにしてきました。でも認知症ケア専門士の試験を受けるためにはどうしても医学領域をテキストで学ぶ必要があります。今回のことは勉強に助けられました」と。

長山さん、それだけではありません。あなたが介護という自身の専門領域だけでなく、病気の症状に知識を広げ、そこからAさんを動かすことで新たな課題を見つけると同時に新たな希望を与えてくれました。あなたの認知症ケアへのまなざしが医療に情報をフィードバックさせてくれたのです。

3 こころのケアは専門家だけのものではない

たとえば、ひとり暮らしの高齢者や若年層でも周囲の家族や友人に自分のもの忘れの悩みを言えない人は少なくありません。家族に告げることで迷惑をかけるのではないか、このさきの経済的なことを考えただけで、「家族に心配をかけたくない」と思うのは不思議なことではありません。「ものわすれクリニック」という名前をつけていれば、受診者も「もの忘れが心配な人が受診するところだからなにも恥ずかしくはない」と思って気軽に受診できるでしょうか。実際には受診できる人は少数派です。

多くの人は自分一人で胸に秘めながら、だれにも言えずに苦しんでいます。かつて私は認知症や高齢者の分野とともに思春期・青年期の精神医療をしていた時期があります。そのときにかかわった「いじめ」の被害者や「引きこもり」をしていた若者のなかには、自分がいじめられているということ自体を恥のように感じてしまい、親や周囲に自ら語ることができない人が多くいました。引きこもっている自分がいけないと思いつつ、それでも一歩を踏み出すことが怖くてだれにも会わずにすごし、深夜になるとコンビニに行って自分が好きなものを買うことが安心の源である若者もいました。

認知症の場合も自分のもの忘れをまるで「恥」であるかのように感じて、受診はおろか、だれかの訪問すら受けてくれない人もいます。

4 受診までの道のり

そのような人の1人、Bさん（男性・62歳）と向き合ってくれたのは同じ地域で妻を介護して見送った経験のある山本武雄さんでした。山本さんは認知症の妻の介護を11年間にわたって続けましたが、その過程で何度か妻に手をあげた経験がありました。怖くなった山本さんは当時、地域にできつつあった認知症介護者家族会に参加しました。「あのときは、ずいぶん暴走しそうになる私を仲間が助けてくれた」と彼はいまでも感じています。

彼は「地域にもそのような人がいれば私の経験が少しでも助けになるように準備したい」として、認知症サポーター養成講座を受けました。その後、キャラバンメイトにもなり、地域の認知症研修の講師を務めるまでになりました。

病気の理解だけではなく、3年以上認知症ケアに携わった経験がある人なら試験を受ける権利がある認知症ケア専門士も新たな目標になりました。彼が魅力を感じたのは、病気に対する正しい知識を得るだけではなく、社会的支援や地域連携についても学ぶ、「集学的」な勉強をして得る資格であるという点です。

山本さんが妻を介護していたときにもっとも苦労したのは、どこにどのような社会資源があるかが分からず、だれに相談すればよいのか見つけられなかったことです。現在では地域包括支援センターがどこかにつないでくれますが、彼が妻の介護をしていたときにはそのような体制にはなっていませんでした。

山本さんがBさんのようすに気がついたのは町内会の集まりです。ちょうど2人とも地区の班長として夜の会議に参加した際、Bさんのそわそわしたようす（焦燥感）に気がついた山本さんは、ひかえめに声をかけてみました。「体調が優れないのですか？」と。

初対面ではなく、日ごろから面識があったためBさんにも心安さがあったのでしょうか。それとも精いっぱいがまんをしていて、そのひとことを聞いた途端にBさんのこころのたがが外れたのでしょうか。彼はその場で周囲もはばからず泣き始めました。

そして「私、このごろなにかと忘れることが増えました。いまの会議の内容もなにが何だか分からなく、不安で……」「家はまだ大学1年の娘と私の母の3人暮らしです。こんなこと家族に打ち明けられません。あなたが聞いてくださったので、つい、こころがはじけて話してしまいました。秘密にしてくれますか」と言いました。

「だれが口外などするものですか。あなたのつらさは私の妻がかつてもっていた悲しみです。私はそんな妻の悩みにどう対応してやればよいのか、当時は分かりませんでした。でもいまは違います。私が学んだ知識をあなたと分け合いましょう」と山本さんは伝えました。

山本さんはそれからしばらくして診療所にBさんと来院しました。医療が「早く来なさい。認知症は早期に分かれば早期対応で何とかなる」と言い続けても、初期の段階で迷う気持ちがある本人に寄り添い、その人の傍にいる「伴走者」の存在なくしては早期受診には至りません。

精神医療や臨床心理、カウンセリングの専門職ではない地域の支援者から「こころの専門家ではないので、どのように支援するか分からない」という意見を聞くことがあります。

専門家には専門家としての支援がありますが、自身の経験を、いま、ここで悩んでいる同じ地域の住民であるBさんに生かし、その人と伴走しながら医療につないでくれた山本さんこそ、本当の意味でBさんが信頼できる人であると思います。同時に、医療だけではかなわなかった早期の受診を可能にするとともにケアのまなざしが医療にフィードバックした瞬間でした。

5　告知について

かつて癌が不治の病で、かかったら最後と思われていた当時、小学生であった私は開業内科医の息子として母親の往診の手伝いをして、自宅で最期を迎えるがんの患者さんの元に出向いていました。当時、介護家族からは「どうか夫には病気のことを隠してやってください。すぐ治ると希望をもたせてやってください」と言われましたが、死期を感じた本人に事実を隠し通すには無理があり、自らのさきを感じた人は私たちにこころを閉ざしてしまうことも珍しくはありませんでした。

時代は変わり、当事者が自らの病気を知る権利は当たり前のことになりました。がんもかつてのように絶望的なものではなく、早期発見によってずいぶん安心してつき合えるようにもなっています。

認知症はどうでしょう。やはり20年前と比べれば前向きにとらえることができるようになっているとは思いますが、まだまだ社会的偏見も強く、だれもが自身の認知症をカミングアウトできる状況でもありません。知り合いの医療機関のなかには認知症を絶対に告知しない病院がありました。反対に必ず告知する医療機関も知っています。

病名告知はどのようにして決められるのでしょうか。私は初診の時点で本人や家族に聞くことから始めています。「あなた自身のもの忘れを心配して受診したのですね。もし、しっかりと診断がつけば告知を希望しますか？　それとも客観的に事態を理解してくれる家族にまず伝えましょうか？」と。

まわりくどいかもしれませんが、初診での意思確認は深い後悔の結果です。かつて、受診した人自身は認知症であることを知らず、家族の強い思いだけで受診したにもかかわらず、家族から「本人がぜひ知りたがっています。教えてやってください」と告知を求められたことがありました。私が病名を告げたところ、その人は激しく動揺して、その後の落胆と絶望感から急激に認知症を悪化させてしまいました。本人が本当に告知を希望しているかを確認せず、家族の言葉だけを信用してしまったための落ち度です。

一方、身よりがなく自ら告知を希望する人もいます。「私はひとり身なので、認知症になったらしっかりと判断ができるうちに手続きをしたいと思います。準備があるのでぜひ知らせてください」と。このように言った女性は私が告知したあと、むしろ精神が安定し、彼女なりの「終活」に向かって前向きになりました。

それゆえ、告知はその人の要望に合わせて行うものなのでしょう。医療機関として告知していなかったことを後に責められないように例外なく告知を行うようなことは避けたいと考えています。

言い換えれば、認知症の告知とは、告知を受けた人や家族のその後のこころのサポートを含めたものを言うのであって、単に告げるだけのものは「通告」であると思います。「知る権利」はだれにでもあります。こちらの考えだけで告知しないのはいけませんが、だからといって、むやみやたらに告知をするのもいけません。告知を受ける当事者や家族のこころを支えるような準備を整え、告知希望をしっかりと確かめて行うべきものでしょう。

2　認知症
——気づきのポイント——

中核症状（認知症になればだれにでも出る症状）
- □ もの忘れが激しい
- □ 判断・理解力が衰える
- □ 時間・場所が分からない

周辺症状（行動・心理症状／BPSDともいう／出る人と出ない人がいる）
- □ 人柄が変わる
- □ 不安感が強い
- □ 意欲がなくなる
- □ 被害感が出る　など

認知症ケアの支援職も家族介護者も、目の前にいる人が「どのような認知症であるか」をしっかりと見極めることが大切です。しかし理屈では分かっていても、実際の介護現場ではなかなか把握できていないことも珍しくはありません。

現場での判断を的確に行うには、縦の線としての中核症状と横の線としての行動・心理症状（周辺症状／BPSD; Biological Psycological Symptoms of Dementia／以下、ＢＰＳＤ）を組み合わせて考えると分かりやすくなります。縦の線と横の線をグラフのようにイメージし、目の前にいる人がグラフのどの辺にプロットできるかを把握すると認知症をイメージしやすくなります。

たとえば、病的なもの忘れや判断力が低下して、時間・場所の理解ができなくなる中核症状が悪くても、混乱や被害感などのＢＰＳＤが表面化していない場合がある一方、中核症状が目立たないのにＢＰＳＤだけが目立つ場合もあります。前者はもの忘れが激しいけれど穏やかな人と思われがちなのに対して、後者は認知症よりもむしろ精神面の疾患であるかのように思われる可能性があります。

現場でも介護職から「この人は認知ではなくて精神の人じゃないのですか」などと聞かれることがあります。認知症の人の認知力の低下をはじめとする認知症症状を略して「にんち」と表現することにも人権面への配慮を欠いたイメージを伴います。このような迷いをはっきりとさせるためにも、目の前の人の中核症状とＢＰＳＤとの関係をしっかりと把握することが大切です。

1 ケア専門職のまなざし

認知症を診ていて状態把握の面でケア専門職からの情報に助けられたことは数えきれません。Ｃさん（女性・67歳）の受診の際にもありました。いつもの診察時間は15分、夫と通院しているＣさんは私の前に座って診察の間中話し続けます。「緊張しているのだろうな」と思いながら私も対応します。たいていの場合、夫から日々のようすを聞いて終了し、その日の処方の調整などを行うのですが、その日は彼女を担当しているホームヘルパーの髙井義弘さんがいっしょに来てくれました。

彼は55歳で前に勤めていた建設会社を早期退職後に、ホームヘルパー２級講座を受けて現在の仕事に就きました。「研修した内容では認知症のことがよく分からない日々を送っている。できればもっと勉強したい」との思いで診療にも同行してくれます。そしてこの2年、認知症ケア専門士の試験を受ける準備をしています。1年目には社会資源の範囲が不合格で、次回の試験にかけています。

その彼が「なにかケア専門職として気づいたことはないですか」という私の質問に答えてくれました。「そういえば、彼女は時々なにかをみているように感じます」「私が話しかけると急にわれに返ったようなようすで何事もなかったように反応してくれますが、時々なにかがみえておびえているような感じがします」と。

夫に確認すると、確かにそういった反応がみられるとのことでした。彼女についていた診断は血管性認知症です。脳血管性パーキンソン症候群も認められました。しかしこれに幻視が伴うとすれば、しかも注意が逸れれば消える幻視があれば、血管性認知症よりもレビー小体型認知症を疑って、再度、精密検査をする必要があります。

1か月後、精密検査の結果はレビー小体型認知症でした。

医療が見落としていたことを介護職の情報が補ってくれました。

医療が認知症をきちんと「診断」するには、3つの流れに沿った方法で確定する必要があります。

1つ目のポイントは「画像診断」です。頭部CT（放射線を使うもの）やMRI（磁力を使うもの）、血流検査によって、脳の状態がどうなっているのか、目で確かめることです。しかしこの画像診断は必ずしも症状と完ぺきに一致するとは限りません。

脳の萎縮が確認されても、実際の生活面では何ら認知症の症状を示さない人もいます。画像診断ではどう考えても認知症になっているはずの脳萎縮があるにもかかわらず、症状としての認知症はまったくないまま90歳の天寿を全うした人もいます。脳にはさまざまな可能性がある証拠でしょう。

2つ目のポイントは「認知症の検査」です。神経心理学的検査といい、検査を用いて点数化することで認知症かどうかを調べます。改訂長谷川式簡易知能評価スケール（HDS－R）やMMSE、さまざまな知能検査などを用いてその人の知的能力を判断します。

そして最後のポイントは「症候学的検査」です。これがもっとも分かりやすいのですが、「認知症を疑わせる症状」を診ることです。

これら3つの切り口からそれぞれみたうえで、認知症を診断していくのが医療の役割です。本書で繰り返し述べているケアから医療へのフィードバックとは、このうちの症候学的なことです。すなわち「症状的にはどうなのか」という面を判断する際に、日々の生活を支援しているケア専門職からの「気づき」を医療に伝えてもらうことによって、限りのある診察時間を補うことができるのです。

反対の方向から考えると、日々の症状的には明らかに認知症であると思われる人の症状があっても、そのことだけでは認知症と早合点してはいけないという、大切な視点も含まれています。

一方で「隣や近所の人たちはこの人のことをみんな認知症だと知っています」という発言がケア専門職から出て、それをフィードバックしてもらった医療がいま一度しっかりと検査を進めたところ、逆に認知症と思われたその人には別の病気が潜んでいたということもあります。見た目だけで判断してはいけないという大切なポイントがこのことから分かると思います。だからこそ、ケアと医療、お互いの情報がフィードバックし合うことで、より大きな効果が出るのです。

3 認知症の種類と特徴をケアから見極める

□ アルツハイマー型認知症（60％）／これまでとは異なる人柄
□ 血管性認知症（20％）／易怒性・まだらな症状
□ レビー小体型認知症（15％）／パーキンソン症状・幻視
□ 前頭側頭型認知症（数％）／非社会性・無頓着
□ その他（70程度の疾患が関与）

前章にあったように、それぞれ認知症には種類によって臨床的な特徴があります。もちろん医学でもそれぞれ特徴的な面をいち早く診断するための技術や画像診断が日進月歩で進んでいます。

たとえば、アルツハイマー型認知症ではβアミロイドというタンパク質が通常よりもたまりすぎることや、タウタンパクの蓄積から脳細胞が耐えられなくなり全体的に縮んでしまいます。アミロイドが脳にどの程度たまっているかをＰＥＴとよばれる画像検査で見つけ出すアミロイドペットなどは、これからの脳の変化、画像診断に大きな力を発揮することでしょう。

血管性認知症では微小な血管の脳梗塞である、ラクナ梗塞や大脳皮質の下に血管性変化が認められます。レビー小体型認知症では脳の変化が「ものをみる」中枢の視覚野に及ぶために、みえないはずのものが幻視として現れます。その反面、海馬の変化はそれほどでもないために記憶力の低下はそれほど目立たないなど、特徴が出てきます。

1 認知症によって症状にも違いが

ケア専門職も長年の経験から、「この人は○○タイプの認知症らしい」と感じることがあるのもその特徴をよくつかんでいるからにほかなりません。

さきのレビー小体型認知症のように間違った診断名が一人歩きしてしまっている場合にも、いま一度「この診断でよいのであろうか」と問い直してみるきっかけをつくってくれます。ほかの病気でも2人目の医師の意見、いわゆるセカンドオピニオンが大切ですが、認知症の場合にはよりいっそう、日々の生活のなかでのあり様を知ることで、診断の精度が格段に上がります。

2 前頭側頭型認知症への偏見を避ける

全体の割合からすれば数パーセントにしかならない数ですが、その診断を受けることによるイメージが強烈にその人と家族に影響するのが、前頭側頭型認知症（神経内科では前頭側頭型変性症）です。私が担当した前頭側頭型認知症の人はこれまでに227人ですが、そのなかで精神的に興奮し、家族が対応に苦慮した人は全体の約3分の1、全員で72人にとどまっています。しかし、それよりも大きな特徴は同じパターンの繰り返し行為が続く限りは安定しているのに、いつもと違うことをすると極端にパニックになる点や、なに事にも無頓着になって交通量の多い道路を平気で横切ろうとすることなど、社会性が低下してくることです。そのため、この認知症の人からは目が離せません。このような特徴をケアの担い手が知っていれば、気づいたことを医療に伝えることで確定診断の確率は飛躍的に上がります。日常生活の「あり様」を見極めてこそ、その情報は医療における診断を後押ししてくれます。

3　長年の診断名が変わるとき

これまで10年以上通院しているDさん（女性・72歳）もその1人です。大学病院から依頼されてずっと診療所に来てくれていますが、Dさんの症状の特徴をはじめて私に伝えてくれたのは、若年認知症家族会のメンバーでした。自らも若年性アルツハイマー型認知症の夫を介護した林田林美恵子さんは、夫の介護を通じて若年認知症への社会の偏見をなくそうと努力してきた人です。ケアの過程でさまざまな勉強を続けてきました。少しでも認知症の情報を知り、ケアに役立てたいとも考えました。ある家族会の集まりで彼女はDさんと出会い、お互いに若くしてパートナーが認知症になった介護家族として何度か会っているときに、「この人の行動は本で読んだ前頭側頭型に似ているな」と感じました。

もちろん診断は医師によるべきです。しかし林田さんは、Dさんの夫を通じてその印象を医療に伝え、改めて診断をした結果、前頭側頭型認知症であることが確認されました。それをきっかけにDさんの介護体制は大きく変わりました。

夫はこれまでDさんが散歩のときに看板の字を読みながら歩くこと、同じパターンの散歩道は退屈だろうと別の道を歩く日に限ってそわそわし始めること、そして介護家族同士が集まると、きまって妻が別の介護者の手をとって、何度も鼻歌交じりにあいさつを繰り返し、その姿があまりにも儀式のようであったことを不思議に思っていました。

「若年性アルツハイマーの特徴なのだろうか」といぶかしがってもいました。しかし林田さんからの指摘を受け、改めて前頭側頭型認知症のことが載っている本を読んだところ、びっくりするほど妻の状態と似ていたことに驚かされました。

林田さんは自らが介護者としてどのように夫のケアをすればよいかと思って情報を求め始めましたが、それが人の役に立つことにも感動を覚えました。

林田さんはその後、認知症ケアのNPOを立ち上げ、現在は認知症ケア専門士を経て、認知症ケア上級専門士になるべく勉強中です。ケアを通して自己研さんを積みながら、生きることの意味を見いだしています。

認知症ケアの体験はつらいことも多く、並たいていではない日々を送っています。しかしその体験を人のために使い、多くの人を勇気づけるエンパワメントにもつながります。その原動力のひとつに「自らが介護した経験をもつ」という体験が含まれます。「ケアの経験がなければケアは語れない」などと言いたいわけではありません。共感的な支援職の多くは自らが経験者でなくても、その人や家族に対して十分な理解と共感を示すものです。その共感性に自身の体験を相乗効果として合わせることができれば、より大きな力になると言いたいのです。

私が知っている多くのケア支援職のなかにもかつて自らのケア体験から人の役に立ちたいと願い、プロになっていった人がたくさんいます。

4 認知症の人のこころのあり様

1 これまでの自分とは違う
2 なにかがへんだ
3 私はどうなるのだろう
4 これまでは簡単にできたのに
5 だれか私に悪いことをする！
6 私はどこも悪くないのに

72％（1759人）
28％（684人）

全2443人

本章では、認知症の人のこころについて考えてみましょう。大きく分けると認知症の人には自分の病気に対する認識がある人（病識あり）と、認識がない人（病識なし）とに分かれます。一見すると「もの忘れ」だけの病気に思える認知症ですが、病識の有無だけを考えてもまったく異なる症状を示す病気の一群であることが特徴です。

1 病識の有無による違い

たとえば、アルツハイマー型認知症や血管性認知症など認知症の違いはあっても、どのような認知症も病識がある人とない人とに分けられます。ここが認知症の「見極め」のむずかしさのひとつなのでしょう。

先章で書いたように、中核症状（縦の線）とBPSD（横の線）だけで考えるのではなく、目の前の人が病識をもっているのかいないのかを確かめてかかわることもケアには大事です。

診療所に「通院している」あるいは「通院していた」認知症の人のカルテはすべて永久保存してあります。少し古いデータですが、2010年までに記録が残っている2443人のうち、病識がある人は1759人、全体の約72パーセントでした。多くは図の1～4ないし1～5のプロセスを経ます。最初の段階で「これまでの自分とは違ってきた」ことに気がつき、思い悩むことがあります。「なにかがへんだ」と感じる人も少なくありません。そして「私はどうなるのだろう」と今後に不安を感じる人もいます。とくに若年認知症の人からは「私がどうなるかも心配だけど、それよりもこのさき、私がこのようなことになって家族はどうなるのだろう」という心配や嘆きもあります。

2 認知症の人の喪失感

認知症という病気は、これまでにできたことができなくなっていく喪失体験の繰り返しです。

「あんなこともこんなことも、これまでできたことができなくなっていく」という喪失と向き合うことになります。認知症の人のなかには「私が消えていくようで怖い」「明日の朝、目を覚ましたときに家族の顔が分からなくなっている自分がいるのではないか」と恐怖を感じて寝られなくなる人さえいます。その気持ちは当たり前のものでしょう。だれであっても自分が変わっていくことへの恐怖は抑えきれるものではありません。

しかし、症状が悪化してBPSDが出てくると、一部の人では「だれかが私に対して悪いことをしているに違いない」と疑心暗鬼になることもあります。普段から親しく接している人ほど病的体験（被害感など）は向けられるものですが、介護家族からすれば熱心にケアしているにもかかわらず、むしろ誤解や攻撃が向けられてケアに追い詰められることも珍しくはありません。

このような一連の流れをみると、病識があって自分のつらい気持ちをどのように処理したらよいのか分からないにもかかわらず、周囲のサポートを受けられない人は、繰り返しこころの傷を受け続けている存在であると考え、共感しながらその声に耳を傾ける必要があります。

傾聴（耳を傾けて聞くこと）が大切なのは、認知症の人のこころがこのように傷ついているときです。

明快な答えを求められているのではありません。求められているのは答えではなく、ただその人の不安や恐れを受け止めて、そのつらさを分け取りしてくれる人、伴走者の存在です。

目が不自由な人がフルマラソンを走るとき、その人自らの力が出せるように、そっと1本の紐で手首と手首に絆を結び、傍を走る伴走者がいれば、その人は安心して走り続けられるでしょう。

同じことが認知症の人にも求められています。答えはなくても寄り添い続ける人がいること、これがこのさきの地域にはもっとも求められているのかもしれません。

3 病識がない場合の対応

では残り28パーセントを占める、病識のない人にはどのように対応することが求められるのでしょうか。この場合は共感に基づく傾聴だけではむずかしくなります。

「もの忘れがあってつらいでしょうね」「みんなでいっしょに考えましょう」「つらければ教えてくださいね」と、こちらが問いかけても、その人に病識がなければ「なにを言うのですか、悪いところなどありません」と一蹴された返事がきます。いかに共感をもって支援しようとしていても、傾聴できず「肩すかし」のようになってしまったとき、ケア専門職のこころは傷ついてしまいます。

4 その人の世界を大切にする

病識がない人の場合には、その人がもっている世界がたとえ本当のものとは異なっていたとしても、それを無理に現実に引き戻そうとしない姿勢も大切です。一方、あまりにその世界を肯定しすぎても、その病的な世界が消えなくなってしまいますから、適度にその人のこころのなかの世界を認めつつ、肯定しすぎないという対応が求められます。目の前にいる人に病識があるのかないのかを見極めることは、その人の普段の生活をみて初めて分かることが多く、ケア専門職が最初の「気づき人」になります。

では、病識なしの場合、私たちにはなにもできないのでしょうか。いいえ、そうではありません。そのときこそ、その人をケアする家族を支えることが大切です。いくら事実を伝えても、納得するどころか怒り出してしまう認知症の人と家族は接しています。

そのような家族のこころを受け止め、そこに共感をもって受け止めることこそ、認知症支援には不可欠なポイントです。

5　Eさんを通して

アルツハイマー型認知症の初期段階であるEさん（男性・81歳）を担当しているケアマネジャーの木下幸子さんは、ホームヘルパーの資格と介護福祉士の資格をもち、現場で努力を重ねてスキルアップしてきた人です。

彼女にはいま、大きな悩みがあります。それは担当している認知症のEさんの悩みを受け入れるだけの「力量」が自分にはないと痛感していることです。

Eさんは4年前に妻を亡くして現在はひとり暮らしです。息子と娘はそれぞれ家庭をもち、新幹線で行き来しなければならない遠方に住んでいます。それぞれの子どもたちも受験や就職で追われる毎日なので、なかなかみんなが集う機会すらありません。

そのEさんが転倒して介護保険の要介護1になりました。骨折と体の不自由さからケアマネジメントが始まりましたが、ここ3か月ほどで急激にもの忘れが進んできました。1か月近い入院生活と、その後の外出不足からいつの間にか外出しない生活になってしまいました。

「自分のもの忘れが尋常ではないことが分かる。夜など怖くて眠れない日がある」とEさんは訴えました。「わしはいま、どうしたらよいのだろう」と彼からの電話が毎晩続きました。いかに前向きなケアマネジャーであっても、連日の不安と落胆に満ちた電話が繰り返されると、さすがの木下さんでも気が滅入ってしまいます。

彼女はこれまで、だれかのこころの深いところにふれることを避けながら支援職を続けてきました。「元気、元気。やる気になれば大丈夫」という口癖でこれまでは乗り切ってこられたのが奇跡だったのかもしれません。しかしEさんが求めてくるのは答えのないものでした。どうしてあげようにも手段がありません。ここにきて初めて、木下さんは認知症の人のこころに向き合わなければならない自分の立場に気づきました。

友人のケアマネジャーに相談すると、意外な答えが返ってきました。「それは当たり前じゃないの。あなたと私は同じようにホームヘルパー、介護福祉士、ケアマネジャーとキャリアアップしてきたけれど、どこで表面的に習っても、理解できなかったのが認知症を心理的にどう支えるかという問題よ。こころの深い部分の問題なんて、できていなくて当たり前じゃない。だから私たちは現場で経験を積み、整理できるように勉強するんじゃないの」と。

友人はもう一度しっかりと勉強したいと思い、都道府県の認知症介護指導者を目指しています。いくつもの道があって、それぞれに異なってはいるけれど、到達したい目標として「認知症の人が悩んでいるとき、その人のこころに寄り添いたい」と思うことを学んでみよう、と彼女は思いました。カウンセラーという道もありそうです。「精神対話士というのも聞いたことがあるけれど、私は認知症ケア専門士をとってみようかな」。

彼女はEさんにはしてあげられなかったこころのケアを学んでみようと思いました。

6　Eさんのその後

木下さんがかかわるようになって半年がすぎたころ、Eさんに変化が起こりました。木下さんのかかわりが確かな効果を出したわけではありません。もの忘れは時間の経過とともに激しくなっていくEさんでしたが、春を境に不安が消えていったのです。あとで考えると、認知症の進行とともに初期の不安というBPSDが消え、少しぼんやりとしたけれど気持ちが楽になっていったのかもしれません。しかし、木下さんの理解はそうではありませんでした。Eさんがある日をきっかけに明らかに変わったからです。

4月のある日、新年度の町内会から演芸をみに行ったときのことでした。腹から笑う体験など久しくしていなかったEさんが、周囲のみんなの力を借りて漫才をみてきたあと、木下さんにはっきりとこう言ったのです。「どうせ不安に生きても人は死ぬ。わしも死ぬまでは生きると思って笑ってみようと思う」と。

いつ大量殺戮の捕虜収容所で殺されるか分からない環境のなかでも、ユダヤ人たちは生活のなかに笑いを見いだし、夕暮れをみて「世界は何と美しいのだろう」と思うことができたと、ユダヤ人の精神科医、ビクトール・E・フランクルはその著書に書いています。人間にとって感動や笑いは、強烈なストレス下にあっても自分が破壊されないための強力な防御装置であるとも言っています。

Eさんがあの日、そこまでの自己洞察力をもって木下さんに言ったのか、それともそのときの流れなのか、それは彼女にもよく分かりません。でも、そのときをきっかけにEさんは変わりました。よい意味での諦観があったからかもしれません。でも今日では笑っているEさんに会いに行くことができます。悲しいからこそあえて笑ってみる、人生をそれでも肯定的にとらえ、「〜にもかかわらず笑う」「〜にもかかわらず人生にイエスと言う」力が認知症になっても残っていることをみた木下さんは、このさきをEさんたちと共に生きる決心を固めました。

7 病識がない人が地域に増えること

ここで本章の流れから少し外れますが、病識がない認知症の人について注意しなければならないことがあります。

私は、かつてある地域（7万人弱の市）に在住する、ひとり暮らしの認知症の人を調査したことがあります。1人で生活できるのなら認知症（初期）ではなく軽度認知障害のはずですが、案外1人で生活できている認知症の人もいるのが現状です。そのなかで病識がある人とない人との割合を個別に訪問して調査したところ、診療所を受診する人のなかでの病識の有無の割合とはまったく反対のデータが出てしまいました。

たとえば、診療所受診者では70パーセントを占めていた病識のある人が、地域を訪問して調べると30パーセントであり、地域のひとり暮らしのなかで認知症を自覚せず生活している人が全体の70パーセントに及んでいました。

これはなにも調査したこの市が特別であったわけではありません。むしろ私の診療所を受診する人のデータでは「もの忘れ」が気になるために受診する人もいるため、積極的で自覚のある人が受診するという、診療所ならではの特別な事情や背景があったからです。

そう考えると、調査した市の姿こそ、これからの地域が克服しなければならない大きな問題を示していると思います。多くの認知症の人が病識なく地域に暮らし、他者の支援が必要であることもまた自覚していないとすれば、これからの地域は、自らがケアを受けることを拒むか必要としない認知症の人であふれるセルフネグレクト社会になってしまう危険性があります。ケアをしないことをネグレクトと言いますが、ここで問題なのは認知症などのために自らの判断能力が低下して、自分のほうからケアを受けることを拒否する人々、セルフネグレクトの人々の増加です。

ケア専門職が少しぐらい「おせっかいな」かかわりをして初めて、このような人々の存在が浮き彫りになるのではないでしょうか。認知症の人の状態はその人の生活をみて初めて把握できることをさきにも書きましたが、木下さんがEさんの劇的なこころの変化を「笑い」という感情を通じて理解できたことや、その人の生活をみてきたケア専門職が、これまでとは異なる認知症の人の反応をみることで、セルフネグレクトの人々が社会から孤立し、場合によってはだれの支援も受けることなく亡くなってしまうような悲しい事件を未然に防ぐことができます。

医療はケア専門職から寄せられた意見をもとに、必要に応じてその人への医療のかかわりの有無を判断でき、認知症の悪化を食い止めることができます。

5　絶望感に向き合う

最近では厚生労働省をはじめ、さまざまなところで「自ら命を絶つ行為（自死／自殺）を予防しよう」というキャンペーンが繰り広げられています。

それに加え、忘れてはならないのは幻覚妄想がある統合失調症の人の急性期の自死、そして本章で取り上げる認知症の人の絶望感に基づいた自死です（自死は自殺と同義ですが、遺族にとって殺すという字を含む自殺という表現が、彼らのこころを傷つけることもあるため、あえて自死と表現）。

ここまで本書を読み進めてきた読者はもう、「認知症はものを忘れる病気なので自死するほど苦しい気持ちにはならないのではないか」などとは思わないはずです。そのようなときにもっとも注意し

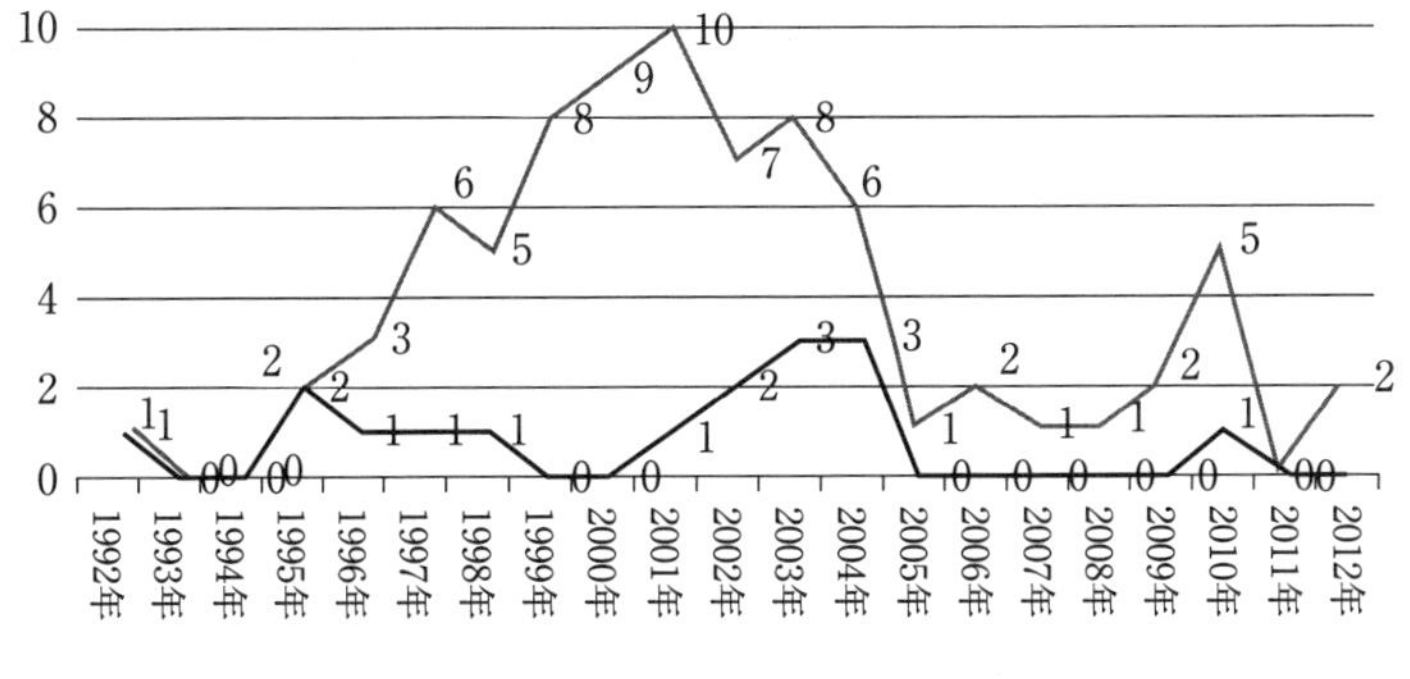

なければならないのは、本人のこころの葛藤です。さきの自分に希望がもてないと感じたときに認知症の人も自死することがあるのを忘れてはいけません。

グラフは私が担当した人や知っている人が年々どのくらいの数（縦線は実際の例）で自死を企てようとしたか（自死企図／自死はしようとしたが命は取り留められた例）が大きい値のグラフ、実際に自死を成し遂げてしまった人は小さい値のグラフで表しています。

多くの認知症の人では「うつ病」とは異なり、アパシー（なにもやる気が起こらない、無気力状態）になることが多いのも事実です。なにかを進めても「やる気が起こらない」「めんどうくさい」と言って避けてしまうことはよく見かけます。

典型的な「うつ」の場合は、自分のことを責め自分さえいなければよいと自らの存在まで否定するのに対し、アパシー（無気力）の場合は「やる気が起こらない」「めんどうくさい」という言葉で表されます。本章で注意しなければならないのは前者です。

1 軽症の人ほど注意

しかも自分を責めて自死の危険性があるのは、軽度認知症の人です。たとえば改訂長谷川式簡易知能評価スケール（HDS - R）では30点満点のうち12～13点以下の人よりも、認知症の境界である20点より上の人のほうが、医療機関から告げられたときに希望をなくして自死する例がみられます。認知症を早期に発見するだけでなく、軽度認知障害の段階からこころの支援をしっかりと続けなければならない理由が分かります。

グラフでも介護保険が始まった2000年に向けて大きな社会制度の変革に向けて、ちまたではうわさが流れました。「これまでの措置とは異なり、介護保険で民間の事業所などが参入すれば、認知症の人はこれまでのようには手厚くケアしてもらえない」といった社会不安が出たときにも多くの人が絶望のなかに自ら命を断とうとしました。実際に成し遂げた人は少数でしたが、それでも2008年のリーマンショックのあと、2010年にかけて不況の嵐が吹き荒れると、その影響が家族全体に及んだためなのでしょうか、多くの人が自死をしようとしました。

社会制度や経済的事情も認知症の人を大きく揺さぶります。それはすなわち、認知症をはじめとする多くの病気が、単に医療だけでなくその人や家族の生活に気をかけながら支援されなければならない現実を物語っています。

2　88歳でアルツハイマー型認知症が始まったFさん

「これまで医者にかかったことはない」と豪語していた地域の元気なひとり暮らしのFさん（女性・79歳）が救急搬送されて胃腸科の病院に入院したのは昨年の秋のことでした。ウイルス性の胃腸炎のために水下痢となり、脱水を起こして自宅で倒れているところを、訪ねてきた地域の民生委員に発見されて事なきを得ました。

それから2週間、胃腸炎は治まったのですが、入院した晩から脱水も手伝って夜間せん妄となり、あっという間にこれまでのFさんの元気な姿はなくなってしまいました。同時に起こってきたのが認知症です。脳は明らかに変化して萎縮していると思われるような状態になっても、その人が精神的に活発な活動をしている場合や、社会に対してなにか役割をもっているときには、その働きが失せることはありません。しかし問題は「なにかが起こったとき」です。うそのように状態が変化してしまうことも多いのですが、Fさんの場合もこれまでの彼女とは一変してしまいました。医師も困りました。だれかにつき添ってもらおうと思っても、彼女には家族、親戚がだれもいません。退院は迫らないけれど、せめてだれか家族に夜中につき添ってもらわなければ病院の体制がもちません。

医師、病棟の看護師長から相談を受けたのは前年度から発足した病院の地域連携室に勤務する若い社会福祉士、中村義人さんです。彼はまだ29歳です。社会福祉の領域に飛び込んで人の役に立ちたいと願ってから、いくつかの病院に勤務し、入退院ソーシャルワーカーとして働いてきました。しかしこの病院に来るまでは、入院期間をすぎている人を療養病床の病院に転院してもらうか、自宅に「戻ってもらうか」を判断することを中心とした仕事であり、それに嫌気が差していました。

「自分は福祉の面で人を救いたいと思ったのに、いまの仕事は病院から退院してもらうことばかりに終始している」ため、彼はそれが悔しくて仕方ありませんでした。

3 病院からのオファー

ところが、今回彼に声をかけてくれた病院の理事長兼院長は日本認知症ケア学会で知り合った人でした。しかも認知症ケア専門士の試験会場で隣り合わせになり、いつの間にか親しくなりました。

「今度、うちの病院に医療相談室をつくるから来ませんか。君のように認知症を理解しようとする人をソーシャルワーカーとして迎えたいと考えています」と。一般の内科、胃腸科の病院なのになぜだろうという中村さんの疑問に院長は答えてくれました。

「ここは認知症専門の病院ではないけれど、患者さんの9割は高齢者で、多くの人には認知症があるから、地域の病院として避けてはとおれませんからね」と。

こうして彼は現在の職に就きました。院長自ら認知症ケア専門士を目指すだけあって、地域の在宅療養診療所や古くからの開業医との連携も大切にしています。１００床ほどの病院ですが、地域で展開する訪問看護ステーションやホームヘルパーステーションとも連携を強めています。

中村さんはFさんが高齢になって認知症を発症したために、体の面での主治医が不可欠であることから、地域の内科医と病院が協力しながら訪問診療することを考えました。ケアマネジャーとも連携をとりながら認知症専門医である私にも相談があり、Fさんの「せん妄」は治まりました。

その際もっとも有力な情報は、Fさんが夕刻6時ごろから混乱しやすくなるという生活上のパターンを中村さんがつかみ、それを医療に伝えたことでした。

このさき、Fさんの不安や恐れと向き合いながら支援は続くでしょう。中村さんは今回のことをきっかけに認知症の人の症状についても改めて学びたいと思いました。社会的なサービスや活用できる法律を駆使して、社会福祉士は認知症の人を支援します。それに加えて全人的にFさんをサポートするために必要なことは、本人の気持ちを知り、医療面や実際のケアに対する深い知識を獲得することです。

中村さんはそのための一歩を踏み出しました。次の5月には認知症ケア専門士のための受験対策講座を受けると言ってくれました。彼の知識が深まり福祉面での情報を伝えられることは、認知症の人や家族にとって権利を擁護すると同時に大きなこころの支えになります。彼が全力で支えようとするこころは院長に伝わり、医療の質を高めてくれるに違いありません。

6

軽症時だからできる自己決定とかかわり

- □チーム「明日にかける橋」
- □認知症があっても、それでも地域に向けて知的な自らの能力を発揮したいという8人
- □なかには病状の進行とともに参加できなくなる人も
- □仲間が減ってくることへの「焦り」
- □次の居場所を見つけておくことが大切
- □さまざまなレベルに合わせた「居場所」をつくることが不可欠

認知症の人はものを忘れ、なにも分からなくなっている人ではないことが、これまでの話からみえてきたことでしょう。血管性認知症の人などは「できる」ときと「できない」ときの差が激しくなる場合や、「できること」は思いもかけないほどの能力を示すのに、いざ「できないこと」はこちらが驚くほどできないといった、「まだら」な状態像になります。

かつて「できる間には自らの意志をもって地域のために知的ボランティアをしたい」という8人が

私の診療所で『明日にかける橋』というチームをつくり、定期的に集まっていた時期がありました。

現在、認知症カフェが日本中に広がり、軽度認知障害（ＭＣＩ）や認知症の人自らが自分たちで話し合ってなにをするかを決めることにセルフヘルプ（自助的）意味を見いだしています。これまで「ケアを受ける立場にはまだ早い」と思っていた人たちの活動の場ができました。

私も診療所にできた『明日にかける橋』チームを応援しながら2年ほどの時間がすぎていきました。

1 注意しなければならないこと

彼らの活動のなかで注意しなければならなかったのは、認知症が進行性の病気であることでした。私は精神科医ですから、統合失調症の人たちが利用する精神科デイケアや作業所のことも少し知っています。その場合、統合失調症の人は症状が不安定な急性期を除けばデイケアにも長く参加でき、就労もできるようになります。

一方で、認知症は脳が萎縮（変性）するか、血管が詰まっていく進行性の病気であるがゆえに、少しずつ坂を下りていくように症状が変化していきます。言い換えれば、ある時期までは可能であったチームへの参加が、あるときを境にできなくなるというこころの傷と向き合わなければなりません。

診断を受けたときのこころの傷、そして自らが意志をもって参加したチームから撤退するときのこころの傷、認知症は段階ごとにその人の居場所を準備しておくことが大切です。

診療所ではかつて老人デイケアを展開していました。そして『明日にかける橋』を試みたのですが、いまから考えればボランティアチームからデイケアに、そして認知症が重度になっても継続できる重度認知症デイケアやデイサービスをその人の状況によって使い分け、移行していくようなシステムをつくる必要があったのでしょう。

その際に気をつけなければならないのは「卒業」です。ある人が次の段階にいくときに「決して悪化したからここには来られないために次に移るのではない」というメッセージをしっかりと伝え、本人のこころをサポートしなければなりません。

2　73歳のアルツハイマー型認知症のGさん

担当している北山栄子さんは看護師とケアマネジャーの資格をもっています。ボランティアチームに参加して自らさまざまな取り組みを続けてきたGさん（男性・73歳）ですが、この冬から夕刻になると外に出かけていくようになりました。

これまで、チームでは率先して地域のひとり暮らし高齢者を元気づけるための見守りなどで活躍したGさんも、自動車の運転ができなくなり、免許は自主返納、自転車は転倒事故を繰り返して大けがの末にやめています。このうえ、外出まで制限してよいものか、妻は悩みました。

頭をよぎったのは、以前に新聞報道で知った踏切での悲しい事故でした。認知症の男性が踏切に入り電車と接触し、損害賠償を鉄道会社から求められた裁判の控訴審の結果、認知症の人がどこかに出て行ってしまうことを見守らなかったとして、高齢の妻に損害賠償を命じる判決が下りました。

当時はこういう手段しかなく裁判になったのかもしれません。でも、こうして家族に賠償責任があるという判決が出て、それが市民の感覚になれば、認知症の人を在宅ケアで支える介護家族やケア専門職にとって大きな変化をもたらすことでしょう。なぜなら「たとえ認知症があっても介護者が見守りを怠って事故になり、多くの人に迷惑をかけた責任は介護者がとるべきである」という「考え方」が広がっていくからです。

妻は「これ以上、在宅ケアを続けてあの人が事故でも起こしたらどうしよう」と思いました。それを防ぐには家から出られないようにすることですが、それはまた本人を監禁した虐待行為と映るかもしれません。

悩んだ末に妻はGさんのことを北山さんに相談しました。彼女がケアを支援する看護職であることから、なにか具体的な案がないか聞いてみたいと思ったからでした。そして北山さんは、Gさんを少人数で密なかかわりを得意とするデイサービスにつないでくれました。

医師としてなにかできないかを悩んでいた私に、北山さんはGさんの生活面での情報をくれました。「先生、Gさんはいつも午後2時ごろになると外出して家に帰れなくなります。夕刻にふらふらと出て行くのではなく、何だか用事をしに行くようにみえます」と。

これまでかかわった1200人ほどの認知症の人のデータから、認知症の人の意識混濁や不穏な状態が起こりやすい時間帯はうすうす感じていました。データは「せん妄」も夕刻のそわそわしたようすも、午後4時（デイサービスから帰ったころ）、午後6~7時（夕食どき）、そして午後10時（就寝時間後から深夜にかけて）、この3つの時間が混乱しやすいという印象をもっています。もしGさんの外出がせん妄に基づくものであれば、それを抑えて改善するために薬を少し使うことも視野に入れたかもしれません。

しかし北山さんからもらった情報から考えると、Gさんは妻の手伝いをして買い物に行く時間帯になると外出し、時間や場所が分からなくなる見当識の障害を起こしている可能性があります。

もし、場所の見当がつかなくなっているとすれば、Gさんが買い物に出かけて家から外に出た途端に見当がつかなくなり、「自分はいま、どこにいるのだろう」と不安のなかで自宅の玄関を探し続けて道に迷っています。見当識が悪くなると、Uターンして後ろを向けば見覚えのある自宅の玄関があるにもかかわらず、それに気がつかずGさんは頭のなかが真っ白になって救いを求めながら歩き続けることになるでしょう。

現在、「徘徊」とよばれるこのBPSDは、いまのようなGさんの気持ちを考えれば、決してわけの分からない人がふらふらとさまよい歩いているわけではないことが分かります。症状名がもつ侮蔑的なイメージをなくすことも、今後の私たちに課せられたテーマです。

3　妻からの情報

北山さんの情報を診療室で聞いていた妻からも情報がありました。元気なころ、そしてボランティアチームで活躍していたころ、Gさんは確かに夕飯の買い物を自ら申し出てくれたそうです。妻はそのこととGさんの外出とを結びつけて考えることができませんでした。「徘徊」と地域の人に言われていましたから、まさか夫が自分の手伝いをしに出かけて迷っているとは思わなかったのです。

私も半信半疑でGさんに聞いてみると、驚くほど鮮やかな気持ちが返ってきました。言葉を発する動作こそ鈍ってはいますが、彼のこころが全開してこちらに訴えかけてくるのが分かりました。

「あ、先生ですか……。診察ありがとう……ございます。最近、この辺りの道がへんなんです。……妻の手伝いで買い物に行くと……道が分からなくて……」

「おとうちゃん、手伝おうとしてくれたんやね」

診察室に妻の嗚咽が響きました。

また、ケア専門職に救われました。

医療面のみの判断であれば、せん妄を改善するために処方を出して「これでようすをみてください」と言ったことでしょう。でも北山さんの情報は、Gさんの行動の裏に彼のしっかりとした意思があること、そして周囲の人がそのことを理解してGさんの行動に注意をはらい見守ることで解決につながることを教えてくれました。

実際、彼の午後2時の外出はその後4か月でなくなりました。Gさんが悪化したのではなく、パターン化した行動は変わる可能性があり、Gさんの外出も収まりました。

北山さんは現在、認知症の認定看護師を目指して勉強の日々を送っています。彼女はGさんの行動を決して「病気がなせるもの」「症状」「行動障害」とだけで理解していませんでした。私が医師として症状面の把握ばかりになってしまう暗闇に落ちなかったのは、彼女がくれたGさんへの命のまなざしのおかげでした。

7 「事前決定」について

認知症は予防できる病気です。予防といっても、○○をすれば絶対に認知症にはならないといった類の予防ではなく、ある地域全体をみてこういうことに注意しておけば認知症の人が少なくなるというような予防です。

20年ほどかけてアミロイドタンパクがアルツハイマー型認知症につながっていくなら、そして脳の微小な脳梗塞が認知症を引き起こすのなら、私たちには生活習慣病に気をつけた食事や適度な運動、そして他人との会話を通して認知症を未然に防いでいく努力が求められています。

それでも完全に防ぎきれないなら、認知症になったときに備えて自分の意志をはっきりとさせておくことが大切です。

病識があり事前決定を望んだ認知症の人の数

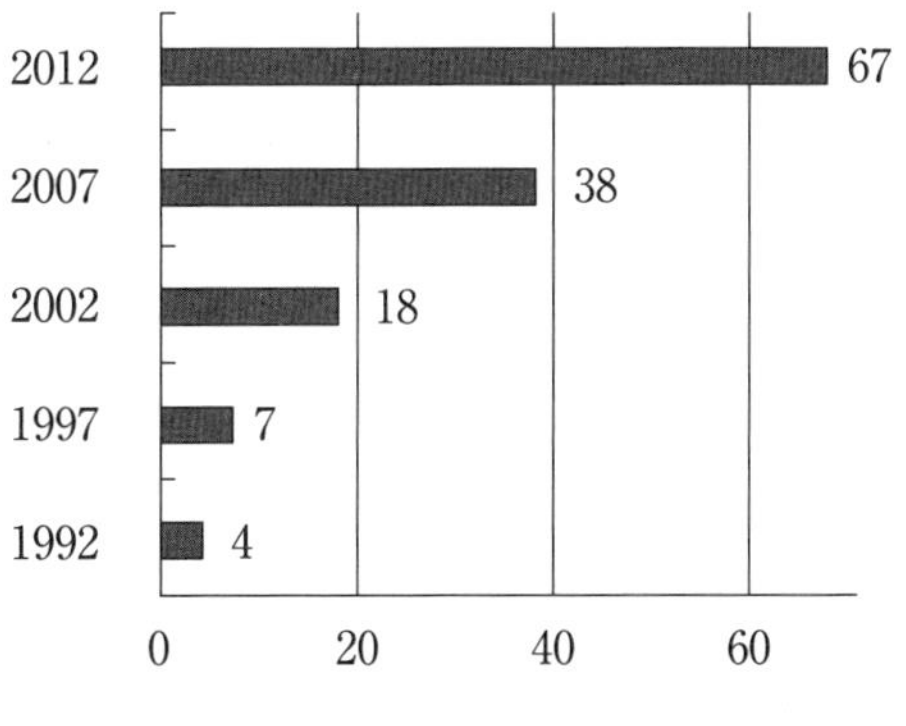

それが事前決定（Advanced Directive）やリビングウィル（書面による本人の意思決定）です。神経難病である筋萎縮性側索硬化症（ＡＬＳ）や透析中止後の看取りなどの分野では、比較的本人が「このさきどのようにしたいか」という意思の確認をすることが当然になっていますが、認知症では発症がいつかはっきりとは分からず、本人の意思も病気の進行とともに変わってくることがあり、これまでなかなか浸透してきませんでした。

このグラフに示されているように、私の診療所でも「前もって自分がどうしてもらいたいか」を伝えてくる人は増えてきました。１９９２年時点では４人にすぎなかったけれど、２０１２年には67人に増加しました。地域の小さな診療所でもこの傾向ですから、ケア専門職のみなさんの周囲でも一般的な意思表示は当たり前のことになりつつあるのかもしれません。

1 現状の課題

しかし、本人の意思確認があるからといってなにも問題がないわけではありません。むしろ課題は山のようにあります。たとえば、認知症の人が提出していたリビングウィルであっても、「認知症はそのあたりの判断ができなくなる病気だから、そのようなものは無効だ」と訴えてきょうだいで資産を奪い合った例や、救急車で搬送されたさきの救急病院の医師が書面を認めなかった例など、混乱はいまでも続いています。

これからさきの世の中では、しっかりと本人の意思が確認できる限り自分の決定を大切にし、それがかなわない場合にも家族からの要望を大切にするケアと医療でありたいと思います。

2 73歳の血管性認知症のHさん

Hさん（女性・73歳）は血管性認知症が中等度になって（HDS－R13点）、これまでのように自分の意見を言葉にすることができない日々を送っています。認知症の進行とともに脳が変化すると、高次脳機能のいくつかができなくなる人もいます。ものをみる機能は悪くないのに認識できない失認、手足の動きは悪くないのに脳が行動することができない失行、そして口や舌の働きは悪くないのに言葉を脳から引き出すことができない失語などです。

Hさんには失語症状が現れました。それも運動性失語で言いたい言葉は頭のなかに浮かんでいるのに、いざ、言葉にしようとすると単語が出てこないというものです。相手の言葉が理解できない感覚性失語とはまったく対極をなす症状です。

「言葉にしたいのに言えない」という悔しさのために、Hさんは沈みがちな毎日を送っています。夫も数年前から脳梗塞で入退院を繰り返していて、Hさんのケアラーになることはできません。

そんなHさんを支えていたのが訪問介護ステーションのホームヘルパー、田中優子さんたちです。担当した当初、田中さんにはHさんの状態がまったく理解できませんでした。いまでは介護福祉士の受験の際に失語の理解は欠かせなくなっていますが、田中さんがホームヘルパーになった当時の2級講座では詳しく学ぶことができず、そのまま現場で経験を積んできたため運動性失語自体のイメージができませんでした。

Hさんはこちらの言葉を理解しているように感じます。それなのに、いざ口に出して言おうとすると言葉が出てきません。悔しそうにする姿をみて、田中さんはどのように接すればよいのか悩みました。

その後、田中さんは夫の退職を機に現在の訪問介護ステーションを立ち上げました。自分がケアマネジャーを目指すこともできましたが、あえて別の事業所のケアマネジャーと組んで仕事をし、自分たちはホームヘルパーに徹することにしました。しかし「失語の理解さえできない」と悩んだ末、自己研さんのために認知症ケア専門士になりました。

ケアの専門家だと思う気持ちは変わりませんが、失語という医療面の病態を1つ知るだけでHさんの苦しみが分かることに田中さんは感動しました。

Hさんのことが理解できる田中さんが大きな力を発揮するときがきました。それは、Hさんが私の診療所を受診した際、いつもは離れて暮らすひとり娘がいっしょに来てくれたときのことでした。

その日、私は夫の入所を勧め、Hさんにも在宅ケアの限界が近づいていることをみんなで話し合いたいと思っていました。Hさんに「ご自身の要望はありますか？」と聞いたときのことです。

隣に座っていた娘さんが「先生、母には質問の意味が分からないと思います」と言いました。

それを聞いて、「いいえ、Hさんは話の内容が分かっています。理解はできているのですが言葉にできないのだと思います」と田中さんは告げました。私は改めて娘さんに運動性失語のことを話しました。何度も来てくれていた娘さんが母親の失語を理解していなかったことに気がつかず、説明不足になっていたのは私に責任があります。

帰りがけに娘さんが「田中さんと先生の説明を聞いていなかったら、私と夫は本人の意向を無視して実家を処分していました。いくら聞いても返事がなかったので、理解していないと思い込んでいました。母の気持ちを知ることができてよかったと思います」と話し、頭を下げてくれました。

「家族には何でも話せる」「家族なのだから意思が疎通する」と私たちは考えがちですが、現場ではむしろ「家族だからこそ分かり得ない」というジレンマもあるはずです。家族同士で話し合うよりも、そこにだれか他人が介在することで、お互いの気持ちを確かめ合うことができるというのは、カウンセリングや家族療法の世界ではよく知られている事実です。

ケア専門職が認知症の諸症状を理解して、介護家族や周囲に正確な情報を伝えることの大切さをHさんの話は伝えてくれました。

8 受診者の姿

認知症を中心とする老年期精神科を始めた四半世紀前に比べると、診療所の受診者の構成に大きな変化が出てきました。１９９５年ごろまでは家族介護者とともに来院する人がほとんどを占めていたのに対し、２０１２年９月のデータでは家族と通院する人は毎月の受診者８０２人のうち５４７人でした。

次に多いのは単身で来院する人でした。これまでにも書いたように、自分の認知症を家族にさえ知られたくない人もいれば、高齢独居しかも認知症初期という状況が重なって、１人でしか来院できない人も少なくありません。

ケアの専門職と来院してくれる人もいます。この93人の場合には、ある程度まで認知症が進んでいてもケア専門職から普段のよう

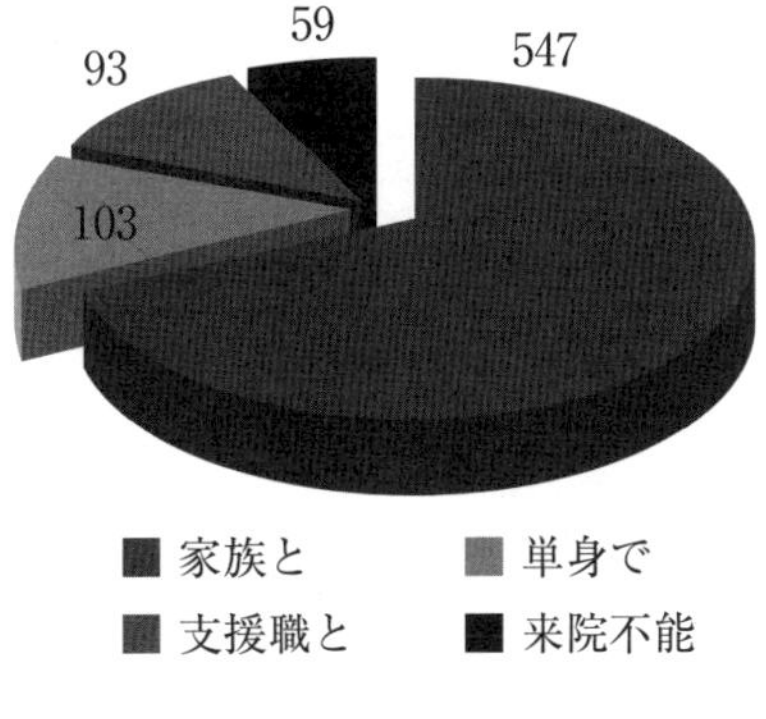

診療所に受診できない人が
急増している
総数：802 人

すを聞くことができるので、私にとっては大歓迎の受診です。普段のようすを聞くことや服薬がしっかりとできているかを確かめられるケア専門職がいることは、在宅で認知症があっても暮らせる大きな力になります。

問題は来院できない人が増えてきたことです。診療所を始めたころには数人でしかなかった「来院不能者」の背景にはどのような事情があるのでしょうか。私の診療所では、初診の段階から来院できない人に対して訪問診療をする体制にはなっていません。「最初から来院できない」という背景には実にさまざまな事情があり、医療機関、とくにメンタル領域で訪問や往診をしてほしいと思う家族は多いはずです。

しかし1人で診療や往診をしているこちらからすれば、せめて最初に画像診断と必要な検査を行い、どのような認知症であるかを把握できなければ、永遠にぼんやりしたイメージのままで診療を続けなければならなくなってしまいます。

1 かつての保健所嘱託医としての経験から

この思いは、これまでに15年ほど地域の保健所に嘱託医として行っていたときの経験からきています。一診療機関ではなく地域の人から相談を受ける保健所の場合には、検査ができなくても訪問することがありました。しかし前述のようにそれがいつの間にか「訪問するだけ」「相談を受けるだけ」の関係になり、いざ、こちらから必要な検査を受けるように依頼しても、さまざまな理由から実現せ

1	72歳・男性	アルツハイマー型／昼夜逆転
2	81歳・女性	血管性／足腰の筋力低下
3	77歳・女性	血管性／敗血症
4	89歳・女性	アルツハイマー型／誤嚥と歩行不能
5	79歳・男性	レビー小体型／がんの合併
6	68歳・女性	アルツハイマー型／足腰の筋力低下
7	80歳・女性	血管性／セルフネグレクト
8	58歳・女性	前頭側頭型／肝硬変の合併
9	76歳・女性	アルツハイマー型／全身筋力低下
10	74歳・女性	アルツハイマー型／精神運動性　興奮

ずに数年をすごしたこともあります。その結果、思ってもみなかった事態が起こることがあり、支援のむずかしさを痛感したこともあります。

診療所としては最低限の確定診断をして、その後は各自の事情に配慮しながらやってきた結果、何と59人もの人が来院できなくなっている時期が２０１２年9月でした。

現在ではその状況は緩和してきました。その最大の理由は地域における内科や外科、整形外科などの医療機関との連携です。

2 地域医療機関との連携が認知症支援の要

ここ数年の間に、私の診療所は地域の在宅療養支援診療所と組んで認知症の人をサポートすることが増えました。中等度から重度の認知症の人の生活では、それまで激しく表面化していたＢＰＳＤが軽減してくることも珍しくはありません。むしろ次の章でふれますが、身体面でのサポートが再び多くなると考えてもよいほどです。

表に載せたのはある祝日に往診した10人の病名と来院できなくなった体調です。混乱して来院が不能になる精神運動性興奮や昼夜逆転、セルフネグレクトなどに加え、多くの人が身体状態の悪化から来院できなくなる事実を示しています。

そのような状態になると、在宅療養支援診療所の医師はがんの末期など終末期医療において在宅を支援するために訪問診療をしてくれます。

往診はその時々の必要性に応じて認知症の人や家族からの依頼に応じる形で行うものですが、訪問診療の場合には月２回の定期的な訪問があり、24時間何らかの方法で医療とつながっているのが特徴です。

この制度ができて、地域医療の担い手の医師が認知症に対応できる情報や知識を高めていくにしたがって、臨床現場では来院できない人が増えても対応できるようになりました。とくに地域の認知症サポート医という立場の医師の役割がここ数年で高まり、いまでは診療所同士の連携、いわゆる診診連携が行われるようになりました。

訪問診療と連携し、私がそれを補追する形で（認知症専門医として）往診できるのは、訪問診療を担当する内科の先生と私の分担がしっかりと分かれているからです。「意識して分けている」といったほうがよいかもしれません。風邪や肺炎、血圧の変動などは内科医が担当し、精神面や家族支援などは私が担当するといった連携を保っているから可能になります。

3 こちらから出向いていくこと

血管性認知症のIさん（女性・80歳）はセルフネグレクトのために来院できません。初診から数回は遠方から実家に日帰りで戻って来る娘と来院していましたが、風邪をひいたあと、「あんなところ（診療所）になにしに行くのか。意味がない」と言い出して来院することが途切れました。

BPSDのひとつである被害感も家族に対してみられるようになりました。そのため、私がこちらから出向いていくこと（福祉用語でアウトリーチ）を始めました。

玄関先まで行って声をかけるのですが、「私は健康、医者などいらない」と門前払いされてしまいます。こちらもまだ何軒もの往診が控えていますので、それ以上はせずに、「また来ますね」と言い残しました。

そんなIさんに大きな変化がありました。ある朝、民生委員の田川京子さんがIさんの自宅を訪れて声をかけましたが、彼女からの返事が聞こえません。「いつもなら悪態をついてくるはずなのに、これはおかしい」と彼女は思いました。すぐに区役所、地域包括支援センターに連絡してIさんの自宅に行くと、彼女はトイレの便座の上に座ったまま、動けなくなっていました。

救急搬送された病院で心不全を指摘されて、その後、定期的に内科診療所から訪問を受けることになりました。Ｉさんはあまりにもしっかりとしていたせいか、自負心の塊のような人でした。だれにも手伝わせず、家族のかかわりも拒否していました。そんな彼女のようすを田川さんは今回のことでかかわるようになった地域包括支援センターの主任ホームヘルパーと相談しました。

「どうしても精神面で病的にセルフネグレクトが起こっている」と感じた２人が家族とともに私のところに受診してきました。

Ｉさんの現在の被害感の大きさを考えると、これ以上の拒否や家族への「物盗られ感」を軽くしなければならないと考えて、クエチアピンという安定剤の25ｍｇ錠剤を４分の１に割ったものを服用してもらいました。反応はよく、２週目には家族に対する被害感は消えていました。

4　ケアにどのような形で医療がかかわるかを見極める

今回のような場合、民生委員の田川さんが診断をしたわけではありません。彼女は地域包括支援センターと密に連絡をとりながら、民生委員として医療への受診を勧めました。

本当なら「かかりつけ」の医師の紹介状があって専門医療機関を受診するのがよいと思いますが、Ｉさんには主治医とよべる医師はいませんでした。

ここで田川さんが決断して受診しなかったとしたら、Ｉさんと家族は困り果てる結果になったことでしょう。あまりにも出すぎた行為は控えつつ、担当した人への医療の必要性が分かった背景には、田川さんが「ひもときネット」というネットの画面を活用して認知症の人のさまざまな姿を学んでいたこと、そして認知症サポーターとして意識をもっていたからにほかなりません。

でしゃばるのではないけれど、認知症の知識を得た民生委員がいてくれたために、Ｉさんは混乱せずに日々を送れるようになりました。

とくにＩさんの場合、あのまま放置すればまったく食事もしなくなって命と生活が破綻していたことでしょう。

5　いま、このときの家族支援

このグラフを参照してください。これは任意の５人の認知症の人が在宅ケアを受ける際に何年目にＢＰＳＤが月間の平均で何回出現したかを時間の経過とともにみているグラフです。

もっとも手前の人はアルツハイマー型認知症でＨＤＳ－Ｒは15点でしたが、３年目にピークを迎え、その数が月間に38にも及んだことを表しています。やがて５年、６年と経過するうちに、この５人に限っていえばＢＰＳＤが表面に出ることは少なくなりました。

誤解がないように書きますが、最重度になってもＢＰＳＤが残る人、ＢＰＳＤが最初からまったく現れない人など、さまざまな経過がありますが、ここで登場した５人の場合には示し合わせたように３年目にＢＰＳＤのピークがきています。

これで分かるように、認知症は「いま、ここでどういった支援が求められるか」をしっかりと見極めることが大切です。

初期に（病識があれば）本人に寄り添いつつ家族の気持ちも配慮し、家族を理解しながらＢＰＳＤへの対応を怠らないことが不可欠です。みなさんもいま一度考えてみてください。「いま、このときの家族支援」とはなにかを。

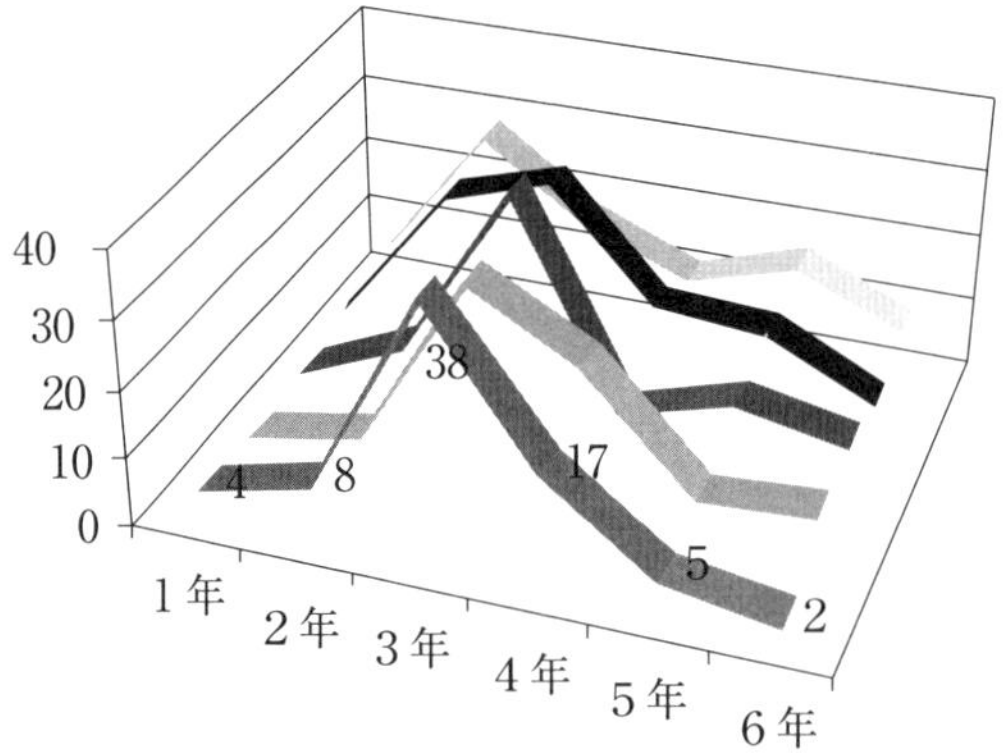

9 薬に対する考え方とケア職

22年前に医局の先輩に言われたことがあります。

「医者なら自信をもって自分が目の前にいる人を治そうという決意が必要だ」と。

私が「認知症の場合にはじょうずに病気とつき合っていくこころで、長い時間、伴走者のように医療がかかわらなければならないと思う」と発言したからです。

もちろん私も認知症を治したいと思います。完治できる病気にしたいと思いますが、糖尿病や高血圧、そして手術をしない場合の関節の変形などと同じように慢性疾患としてとらえることも大切です。

現在でも認知症に対する特効薬は出ていません。この図に

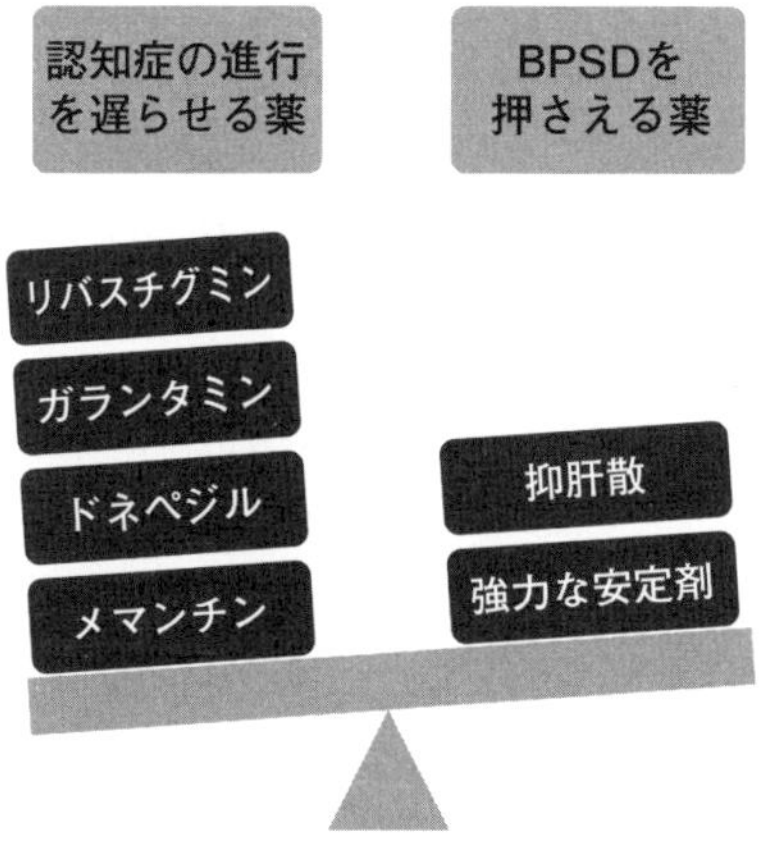

示したように、左側の薬（一般名で書いています）は1999年末に発売されたドネペジル塩酸塩（アリセプト®など）、ガランタミン臭化水素酸塩（レミニール®）のようにアセチルコリンエステラーゼ阻害薬といわれます。アセチルコリンはだれの脳内にもある神経伝達物質で、これが分解されるのを防ぐことで脳の働きをよい状態のままにする薬です。ドネペジルは特許期間が切れたため、いまでは多くの会社からジェネリック薬品が出ています。

リバスチグミン（リバスタッチパッチ®、イクセロンパッチ®）は同じ薬でブチリルコリンという神経伝達物質が分解されないようにする薬です。両剤は同じものを2社が発売していますが、まったく同じ薬で、肩や背中に貼りつける薬であるという特徴をもっています。

メマンチン塩酸塩（メマリー®）はこれまでの薬とは異なり、脳細胞がダメージを受けるのを防ぐ薬です。そのためドネペジル、ガランタミン、リバスチグミンとそれぞれ併用することができます。

こうしてこれらの薬は認知症の進行を遅らせようとしていますが、根本的な治療薬ではありません。アルツハイマー型認知症では脳細胞にβ（ベータ）アミロイドという「タンパクのカス」がたまることで脳が縮みますが、ある程度までならだれの脳にもアミロイドは歳とともにたまってきます。それが極端に早くなっているのがアルツハイマー型認知症で、現在、このアミロイドを脳から除去する薬が研究されています。萎縮した脳細胞が再生することが可能なら理想的ですが、このような治療はまださきになると思います。

前にも言及したように、アルツハイマー型認知症などは発病の20年前からアミロイドタンパクがたまり、リン酸の不具合が始まるようですから、今後は数十年前から発病しないように脳内の状態を保つようにする薬の開発が求められています。

そのように考えると、認知症は「治す」という概念ではなく、日常生活を通してならないようにし、なってからもコントロールすることが大切であると気がつくでしょう。

メタボリックシンドロームという言葉があるように、慢性的な生活習慣病である糖尿病や高血圧、そして脂質異常症（かつては高脂血症と表現）などを「かかりつけ医」への受診を通してコントロールできれば、認知症は予防も悪化の進行を抑制することもできる病気であると考えられるようになりました。

どういった薬と使うとその人に適切になるかを判断するのは医師の裁量権として大切なことですが、その判断の際に「ありのままの日常生活での姿」が分かれば医療も自信をもって処方することができます。もし、ある薬と服用したときにイライラ感が増せば、それは次の処方の際に医療がさじ加減を考えるために大切な情報になることは、疑う余地がありません。

1　慢性の生活習慣病とＢＰＳＤ

このグラフはいつも私が「かかりつけ医」の先生の認知症研修会に招かれたときに持参するものです。ここで取り上げるのは中核症状ではなくＢＰＳＤですが、結局のところＢＰＳＤをコントロールできれば、その際の混乱が減って中核症状の悪化も防ぐことができます。

認知症の人４００人に協力してもらい、生活習慣病を「かかりつけ医」の先生を受診してコントロールできた200人の「安定群」と、残念なことにうまくコントロールできなかった「非安定群」の1年間にわたるBPSDの出現回数を比較しました。

糖尿病、高血圧、脂質異常症のどれをとっても、コントロールできている群のほうが明らかにBPSDの出現を抑えていることが分かります。

たとえば糖尿病の場合、血糖値が急激に上昇すると、その認知症の人には妄想が出やすい傾向があります。同様に血圧が急激に上昇すると、認知症の人の昼夜逆転が起こるなど、体の状況とBPSDには関係があります。

話を薬に戻します。さきに書いた薬が脳細胞を守り、神経伝達物質を保つようにして認知症の進行抑制を図る薬であるとすれば、天秤ばかりの図に示した右側の薬はBPSDを抑えて脳の混乱や興奮を抑える薬であると理解してください。

言い換えれば、私たちは認知症の医療のなかで、脳の活性を上げる薬と、脳の鎮静を図って混乱を防ぐ役割をしている薬とを使い分けながら全体の状態をコントロールしているようなものです。

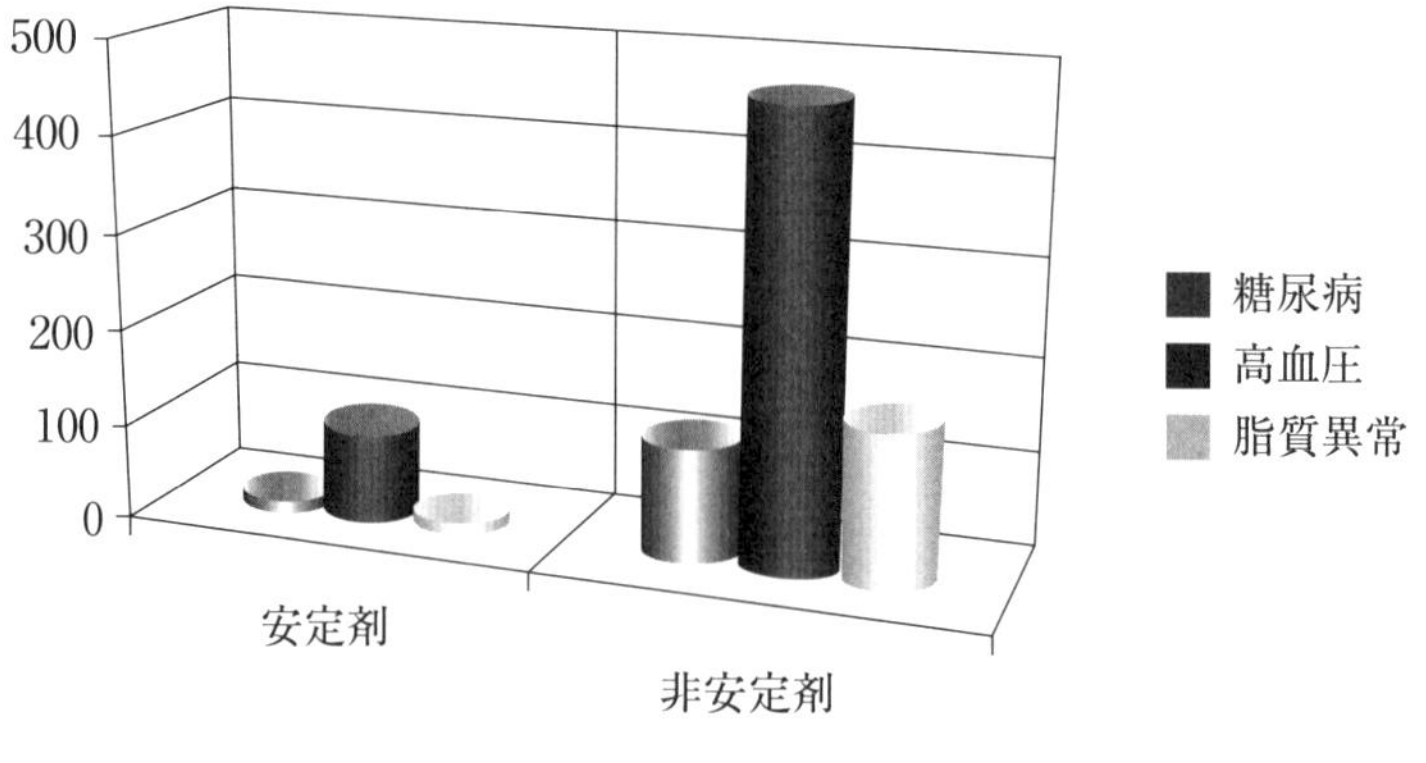

鎮静に使われる薬には漢方薬である抑肝散から説明します。この薬はもともと「夜泣き疳の虫（よなき　かんのむし）の赤ちゃんに対して使う薬です。初めてこの薬のことを聞いたとき、私の印象でも「抑肝散……、小児科の薬？」と思いました。

これが興奮や不穏になっている認知症の人に効くのです。とくに活性のためにドネペジルを使っていて、少し落ち着いたほうがよいと思うと抑肝散を合わせて処方することで、イライラ感や怒りっぽさ（易怒性／いどせい）を改善します。

さきほど説明した左側の薬のなかでメマンチンは少し眠気が出る薬なので、これを活用して活発になりすぎるのを抑える効果があります。

鎮静系の薬に戻ると、次に挙げるチアプリド塩酸塩（グラマリール®）なども少量活用します。この薬は夜間せん妄などを改善することができますが、脳血流は低下させますから、効果と副作用をよく知ったうえで使わなければなりません。

余談ですが、これまでに抗認知症薬がなかったころにＢＰＳＤを抑えようとして一般の成人男性に使う量の薬を認知症の人に処方していた時期がありました。脳が変化（萎縮、脳内血管の微小梗塞）している認知症の人には効きすぎました。

「医療に相談して服薬した途端に、認知症の人が『青菜に塩』のようになってしまった」という経験をした介護職は、「薬は悪魔、絶対に使ってはならない」といった発言をしがちですが、適切に処方することで、そのような危険を避けることが大切です。

ほかにも精神科領域で使う強力な精神安定剤があります。これらは抗精神病薬とよばれています。

リスペリドン（リスパダール®）、クエチアピンフマル酸塩（セロクエル®）などたくさんの薬、非定型抗精神病薬が広く使われるようになりました。副作用としてのふらつきや眠気、そして急激な筋肉の固さと発熱の悪性症候群などが起こりにくいとされ、一般的な認知症のＢＰＳＤを抑えてきましたが、アメリカのＦＤＡ（食品衛生局）から「認知症の人に非定型抗精神病薬を使うと突然死を起こしやすいので安易な処方を控えるように」との勧告が出され、厚生労働省もこの考えに沿った指導をしています。

それでも認知症の人のＢＰＳＤのなかには抗精神病薬をどうしても使わざるを得ないほど混乱する人がいます。そのようなときに限って私たち精神医療にかかわる医師は少量で短い期間だけそういった薬を処方しています。

2 薬の重複と副作用

しかし２０１１年の私の処方から副作用を調べたデータをみてください。縦の目盛りは副作用が起こった件数です。とくにこの年は東日本大震災の影響で、発売予定であった薬の発売が延期した年でもあります。

「少しでも薬を早く処方してください」という認知症の人や家族の願いに動かされて、発売後に急いで処方した２０１１年７～９月にかけて、重症、軽症にかかわらず副作用が出ました。私自身の大反省点でもあります。時間をかけてゆっくりと副作用が出ないかを見守りながら、しかもできる限り少ない薬の種類で試していくことが大切です。

単一の薬の場合の副作用が9パーセントであったのに対して、複数の薬を処方すると、思ってもみない副作用が出ることがあり、その出現割合も17・7パーセントになりました。薬の恩恵と副作用を見極めながら処方しなければならないと、自戒の念を込めて思っています。

どうしても強力な安定剤を使わなければならないほどの混乱や興奮があれば、その際に処方したあとの情報をケア専門職から的確に受けることが必須になります。家族の意見も同様に大切です。処方を変えたあと、「私たち家族の印象はしろうと意見ですが……」と告げられた情報に、これまでどれほど助けられたか分かりません。率直な意見交換ができてこそケアと医療がフィードバックし合うものです。

3　診療連携でのこと

レビー小体型認知症のJさん（男性・67歳）は、かか

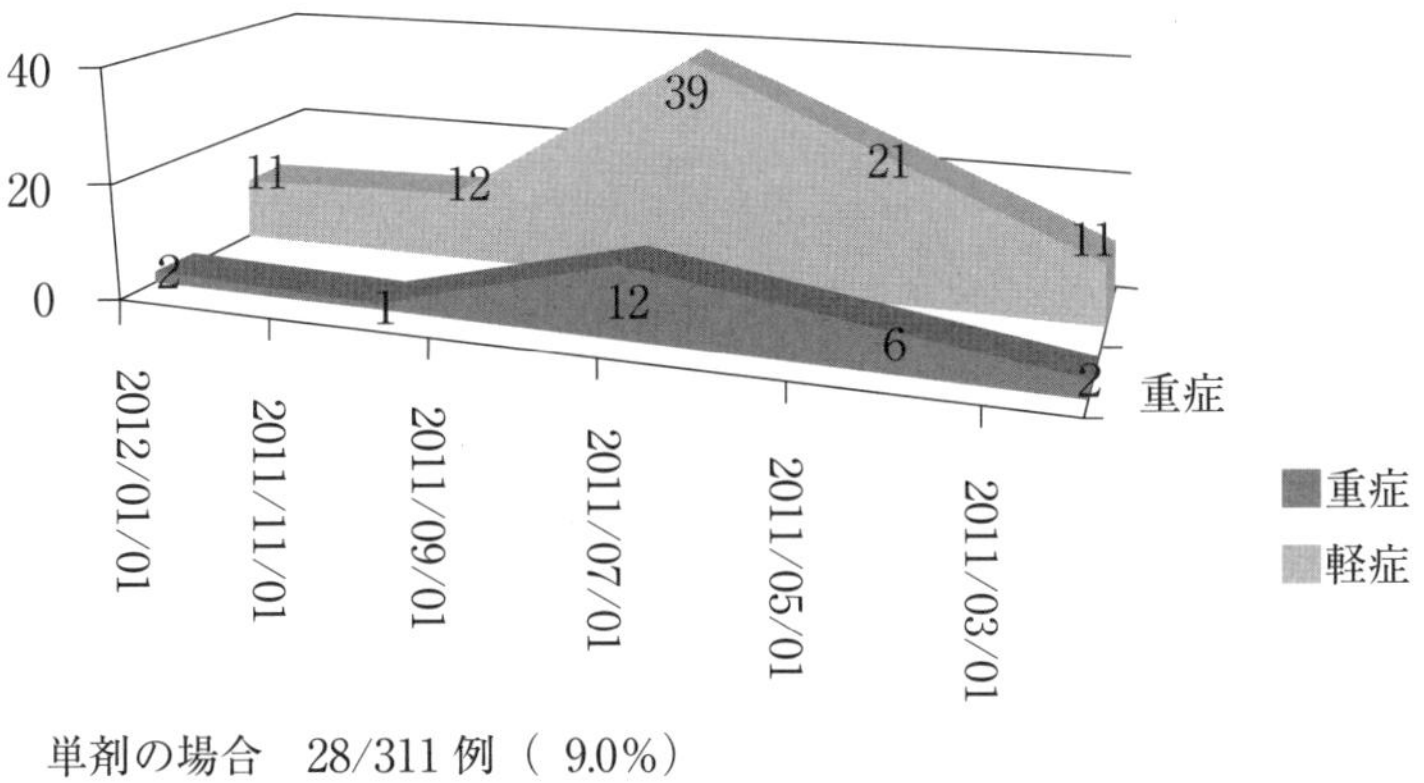

単剤の場合　28/311 例（ 9.0%）
複数の場合　94/531 例（17.7%）

りつけにしている内科診療所の紹介で私も認知症をみています。一時は激しかった幻視もここ数か月で収まりつつあります。

私はこの人にはごく少量のドネペジル塩酸塩を処方しているだけで、これからどのように家族ケアをするかという相談や社会福祉士を通じて手続き面で相談を受けています。

Jさんの担当ケアマネジャー水口恵子さんはチームの一員です。私たちのチームは契約チームをつくりません。その時々の支援によって必要なときにはどこの事業所や医療機関ともチームをつくるのが特徴です。

たとえば訪問看護ステーションでも、常に同じステーションと組む（連携の契約をする）と、「この人には合わないな」と思っても変えることができません。それゆえ、その時々の状況に応じた連携体制をとるように心がけます。

そのような考え方に基づくシステムのなかで、やはり「この人に頼めば間違いない」と思えるケアマネジャーが水口さんです。彼女はホームヘルパー、介護福祉士、介護支援専門員の資格をもち、認知症ケア専門士から認知症ケア上級専門士を受験するほどの人材です。

ＢＰＳＤこそ収まってきましたがＪさんの不安感は夕刻に強くなってきます。その日も夕刻に内科受診をしていたＪさんがあまりにもそわそわしていたため、妻は耐えられなくなって内科医に申し出ました。

「うちの夫がそわそわして困ります。少し何とかならないかと思うのですが……」と。

それを聞いた内科医の先生（とても認知症の人や家族思いの先生で地域を支えてくれています）

した。

が、ごく軽い安定剤を処方してくれました。一般的にはまったく副作用など気にしなくてもよい薬でところがそれが軽くてよい薬であったことが、逆に災いとなりました。軽い安定剤のはずが効きすぎてJさんの足がもつれ、何度も転倒してしまうことになりました。最近ではよく知られるようになりましたが（この一件が起こった当時、レビー小体型認知症は医療界に広く知られていませんでした）、この認知症には薬が極端に効きすぎる傾向があります。とくに安定剤は効きすぎます。

水口さんはその状態をみて内科の先生と私に連絡をくれました。そしてしばらくしたあとに内科の先生と私、介護職、Jさんの妻を集めて今後の方針を決めるケアと医療のサービス担当者会議を行ってくれました。

これによって内科の先生と私との間でも薬をめぐってきっちりとした役割分担ができ、その後Jさんは混乱することなく日々を送っています。

10 家族と「こころの傷」

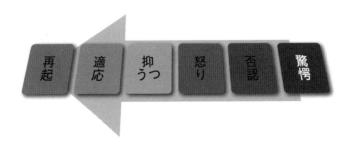

ここから私たちは「もう一方の当事者」である介護家族について考えてみましょう。まず介護家族のこころの傷について考えてみます。

この「こころの経過」は精神医療や臨床心理領域の専門職ならだれでも知っているもので、喪失体験をした人がこころの傷から立ち直っていくプロセスを記したものです。必ずしも認知症の介護家族にだけ当てはまるものではありません。

たとえば、自らが不治の病に冒された人のこころのプロセスであり、災害で大切な人を失った遺族のこころでもあるのです。阪神淡路大震災や東日本大震災などの天災、9・11のニューヨークを知っている私たちなら分かるように、だれもが同じようなこころの移り変わりを表しています。

同じようなこころの変化を理論づけた研究として名高いのは、エリザベ

ス・キューブラー・ロスによる死を前にした人のこころの動きが挙げられるでしょう。

さて、この模式図に沿って説明していくと、最初に家族が認知症を疑っている人と医療機関に行ったとします。病院で診察や検査を受けて担当医が告知したとき、介護家族は「あぁ、やっぱりそうか。もしかして……、とは思ってはいたけれど……」と、驚きつつショックを受けるステージ（段階）が最初に訪れます。

しかし、驚愕の時期はあっという間に次のステージに移っていきます。それが否認の段階です。人は起こってほしくないことは認めようとしない、こころの防衛装置が働きやすく、介護家族も例外ではありません。しかも否認の段階は場合によってはかなり長期化します。

地域のみんなはあの家の高齢者が認知症になっていることを分かっているのに、その家族に限って事実を認めようとしないことがあります。

そのようなときに支援者や地域の人が「あの家族は分かっていない」と見捨てるのではなく、家族が「あってほしくない事実を認めるには時間がかかり、現在は否認の段階にある」と理解して待つ姿勢があれば、何らかの状況変化の際にすぐ対応することができます。

否認の段階では無意識に否定しています。たとえば親の認知症を認めたくない息子が否認をし続けていたとしても、その否認をしきれなくなったとき、次の段階に家族のこころは移っていきます。

それが怒りの段階です。何十回も繰り返される同じ質問に耐えきれず、１００回目までは笑って対応していた息子が１０１回目には父親に拳を振り上げてしまい、結果的には「虐待」とみなされてしまった悲しい例にも出合いました。

介護家族が怒りをため込み、それを発散することができないでいると、静かに抑うつ気分が介護家族のこころに忍び寄ってきます。抑圧された怒りが向かうと、そこに出てくるのは介護者の抑うつ気分です。抑うつ気分のために介護者が追いつめられていくと、それは時として悲しい結果につながってしまいます。私がこれまでに家族支援してきたにもかかわらず、介護している人に対して不適切行為に及んでしまった例が何例もありました。「虐待」と言われても仕方がないことをしてしまった介護家族を調べてみると、思いがけない結果が出ました。

もともとケアをしていた介護者が認知症の人に対して悪意をもっていなかった例が加害者全体の82・1パーセントもいたのです。

このデータは診療所の受診者と介護家族からのものなので、一般的な介護状況と比べるとかなり異なるかもしれません。ある地域での高齢者虐待を調べると、悪意をもって虐待した例のほうが多いという、悲しい結果が出たこともあります。

しかし診療所に来院する人をケアしていた介護家族に限定すると、実に8割以上の介護家族は前向きに、しかも熱心にケアしてきました。それなのにケアの行き着く先として「虐待」と言われても仕方がないような結果になりました。

私はこのような形で加害者になってしまった介護家族を「善意の加害者」とよんでいます。当初は一所懸命にケアしようとしてきたにもかかわらず、結果的には悲しい結末になった背景には、介護家族も予想していなかったほどの過重なストレスがケアにおいて家族にかかったことがうかがえます。

さきにも言及したように、何度でも繰り返される質問（中核症状による）、ケアを密にしているほど向けられやすい被害感や混乱に基づく攻撃、毎晩続く大声……、数え上げれば枚挙にいとまがないほど繰り返される過重な負担に介護家族はさらされています。

1 家族支援の個別性

□本人と介護者の「積み残し」
□介護者が本人と「家族史」のなかで、積み残した思春期の課題
□介護関係が始まるとその積み残しを清算する

さらに介護家族には別の視点からみて支援されなければならない課題があります。それは認知症の人をケアする立場になった家族介護者だれもが経験する、自らの内的世界との葛藤です。

認知症ケアの関係にはさまざまな形があります。親子、夫婦、きょうだい、なかには若年認知症になった孫をケアする高齢女性から相談を受けたこともあります。親子関係でもっとも大切なことは、介護家族となった子どもがある時期までもっていた親と子の課題を、いったんは棚上げしているかもしれないということです。

人はだれでも成長の過程で親と自分との思春期の課題を積み残している可能性もあります。結婚や独立によってその積み残しはそのまま不問の状態に「氷づけ」されているかもしれません。

しかし、ケアの際にその積み残しは必ず介護家族にいま一度降りかかってきます。介護者となった娘は母親との葛藤をもちながらケアの日々に入り、だれにもその複雑な心境を伝えられないかもしれません。ケア専門職として家族支援をする際には、そのような家族のこころに寄り添う姿勢をもちたいものです。

それぞれの介護家族には彼らのこれまでの人生が反映されていて、そのことに家族自身は気がついていない場合には、その介護の「あり様」を見極めるのがケア専門職の役割なのでしょう。

2 介護の形

西日本の中小都市の社会福祉協議会に勤務する西田育子さんは窓口で相談業務を担当しています。社会福祉士の試験には合格しなかったけれどこの職場で相談を受けながら、介護家族の役に立ちたいと考えてきました。市役所の高齢福祉課とも連携して地域住民への認知症ケア啓発講演を実施したこともあります。

そんな彼女には、最近とても気になる人がいます。前頭側頭型認知症の妻を5年前から自宅で介護するKさん（男性・68歳）が窓口を訪れては「一所懸命、介護をがんばります」と言って帰るからです。社会福祉協議会が入っている建物にはデイサービスや介護家族会の事務局があり、Kさんはそこに立ち寄った帰りには必ず西田さんの元を訪れます。

Kさんの妻は一般的な前頭側頭型認知症のイメージからはほど遠い人でした。暴力的になったことなど一度もありません。怒りが爆発して困ったこともありません。それゆえデイサービスの職員はいつも「奥さんは前頭側頭型といっても穏やかな人ですね。きっとKさんのケアがよいからなのでしょうね」と言葉をかけていました。

しかし彼にはそれが苦痛でした。粗暴、乱暴な行為はなくてもまったく目が離せないからです。少しでも彼が目を離すと妻は無頓着になにをするか分かりません。

あるときにはKさんが目を離した隙に妻は鼻歌を歌いながら手に石を持ち、路上駐車しているすべての車のボンネットに石をたたきつけて帰ってきたことがありました。それ以降、寝ても覚めても目が離せません。

Kさんはそのことをはじめて窓口にいる西田さんに言うことができました。彼女はだれもが心のうちをさらけ出すことができるほど受容的な人なのでしょうか。いいえ、実はまったく逆なのです。西田さんは人との会話がスムーズに進みません。どちらかというと無口で、思っていることの何分の1しか出せず、いつも相談を終えたあと、自分を責めていました。諭すよりも傾聴することができたのは、そのような西田さんのキャラクターがあったからでしょう。物静かな雰囲気があったからこそKさんは妻から目が離せなくて苦しい自分の胸のうちを自然にさらけ出すことができました。饒舌に言葉を並べる相談員であればKさんは自己開示できなかったかもしれません。

「いつも目が離せず私につきまとってくる妻をみていると、このままホームから線路に蹴落としてやろうかと思う残酷な自分がいるのです」泣きながらそう語ったKさんにも西田さんはなにも言わずに聞き続けました。

そして地域包括支援センターとともにKさんが1人でケアを抱え込まないよう、Kさんのレスパイトケア（介護者がほっとひと息つけるケア）のために協力体制をつくりました。

後日、嘱託医として西田さんに、なぜ細やかなこころを読んだ支援ができたのか聞いたときに彼女はこう答えました。「先生に勧められて受験しようとしている認知症ケア専門士のテキストには介護家族へのこころのケアについてしっかりと書かれています。それに私も母方の祖母の介護者としてKさんの気持ちは分かっているつもりです」と。

ケアする側とされる側の垣根は、いまの日本では限りなく低くなっているのでしょう。共感に満ちた西田さんのような人が地域にいてくれるだけで、私たちは「まだ捨てたものじゃない」と思える明日を迎えることができます。

11 家族からのサインを見逃さない

□私は介護でつらい思いをしたことがない
□私の人生は〇〇の介護にささげる
□私はだれの手も借りずに介護しなければならない

前章で善意の加害者について書きましたが、それでは日々の介護家族支援においてケア専門職がどのようなことに気をつければよいか、この章で具体的にみていきましょう。

1 「私は介護でつらい思いをしたことがない」という発言

熱心にケアする家族は気がつかないうちにいくつかのサインを出していることがあります。過剰適応パターンと考えられる介護者からの発言としては、「私はケアでつらい思いをしたことがない」というものです。

このような発言をしたとしても、介護家族が自分の生活をしっかりと送り、体調にも身体症状にも訴えていなければ、この発言はむしろ前向きなよい発言になるでしょう。休暇を楽しみながら無理をせずケアを行い、続けられる介護者がこのような発言をすれば、それは何の心配もありません。

しかし問題となるのは、「つらくない」と自分が思っているにもかかわらず、その一方で体がこころに代わって悲鳴を上げている過剰適応の人たちです。自分でも気がつかないうちに、ケアする気は満々なのに体がついてこないタイプといえるでしょう。

表面化しやすい症状としては、ふらつき、立ちくらみ、むかつきといった身体不定愁訴（何となく体のあちらこちらが不調である状態）に始まり、その後、原因不明の体の痛みや高血圧、慢性胃炎などの心身症になっていくことも珍しくありません。

このような発言をした介護家族が身体症状を出しているとき、周囲のケア支援職は介護家族自身の時間を確保し、過剰なケアにならないように留意する必要があります。

その際「あなたはがんばりすぎです」などと指摘してしまうと、ほとんどすべての過剰適応な介護者から反発を受けてしまいます。

むしろメンタルな面での話にせずに身体面の相談にのっているような形で、介護家族の訴えを聞くとよいでしょう。そうすることで「がんばり屋」の介護家族は自分のこころが弱いから症状が出ているといった誤解を感じずにすみます。実際、このようにして体の調子を崩す人は弱い人などではなく、むしろ強い人です。強いがゆえにがんばりすぎて自分にもストレスがかかっていることへの自覚に乏しい人でもあります。そのような人には体調が悪いところを話の中心テーマとして傾聴し、アドバイスを送るとよいでしょう。

2 「私は人生を○○の介護にささげる」という発言

これはきわめて注意しなければならない介護者の発言です。私の手元のデータでは、この発言をした家族のうち、半年以内にケアに行き詰まる家族が30パーセントいたことを示しています。前にも挙げたように「虐待」といわれても仕方がないような行為には、このような発言をして、「私の人生は後回しでよい」と発言するほど、情緒的に巻き込まれすぎています。そのような場合には、善意をもってケアしていたにもかかわらず、ふと気がついてみると本人に対して不適切な行動に及んでしまいがちです。

人はだれでも自分のことを大切に思います。しかしケアが始まると、どうしても認知症の人を中心とした生活になり、介護家族のこころも「この人を何とか立派にケアしたい」と考えるようになります。そこで起こる密接な関係性の高まりが、無意識のうちにケアする家族にこのような発言をさせてしまうのでしょう。

ある家族は7年もの間、アルツハイマー型認知症の父親を熱心に在宅でケアしていましたが、ある晩、その人だけを残して一家で逃げ出してしまいました。ネグレクトが起こったのです。だからといって家族がその人を憎んだのではありませんでした。苦しかったのは、いつまで続くか分からないその人の状況や、なにをすればよいかいつも迷い続けることでした。

その迷いに対して、たとえ正解がないようなことであっても、ケア専門職が傍からそっと寄り添い、家族の伴走者になりつつ、本人と家族とのこころの距離がとれるようにしてあげたいものです。

このようなとき、私はあえて「あなたの人生が70パーセント、ケアにささげる人生は30パーセントでよいのです」と伝えるようにしています。サボる家族に言おうものならたいへんな手抜きになりますので、熱心すぎる介護家族であると見極めたうえで、そっと伝えてあげてください。

3 「私はだれの力も借りずケアしなければならない」という発言

これはだれにでも起こりうる孤立したケアの発言です。親戚がたくさんいても、キーパーソンにすべて「お願いね」と言うだけでなにもしない親戚がいる場合にも起こりやすく、熱心な介護家族が周囲からの協力を諦めて「決意宣言」をしたようなものです。きょうだい間でケアをめぐってもめている原因のなかで、私の現場でもっとも多いのがこの発言です。

4 あなたが支援しているのは、どのような介護者?

さて、このようにケアする家族の危険な発言をみてきましたが、このような状況を理解して支援するためには、介護家族自身の「ケアの傾向」「ケアラーとしての性格」にも目を配る必要があります。ここに挙げた4つの項目を考えてみましょう。すべての項目が「○」である人は、さぞ地域の人から頼りにされていることでしょう。人から頼まれたことにはしっかりと対応し、みんながいやがることでも引き受ける人です。そして元々陽気で人がよく、みんなの意見が対立する場面では、自分から一歩引いて人に譲る、「大人の対応ができる」人でもあります。

みなさんの周囲でもこのような人はたくさんいるかもしれません。介護家族としても「かがみ」のような人でしょう。しかし、こういった行動パターンをとる人の性格には名前がついています。メランコリー親和性性格といいます。決してダメな性格ではありません。地域のなかで信頼されている人はほぼこの性格をもっていると言っても過言ではありません。だれにも信頼される地域の要なのですから。とてもよい性格であるともいえます。

5 燃え尽きないために

しかしここで課題となるのは、この性格の人が周囲の期待に沿うようにし続けていると、知らない間にストレスが過剰になり、ときにはバーンアウトする（燃え尽きる）ことがあるからです。

メランコリー（メランコリア）とは、うつ病ではありませんが気分

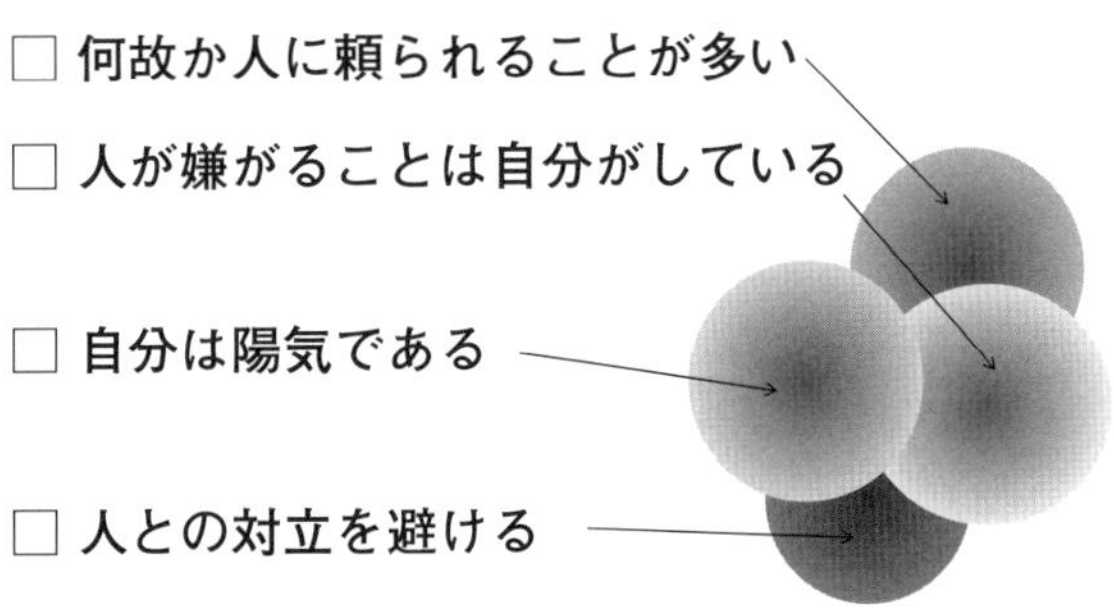
□ 何故か人に頼られることが多い
□ 人が嫌がることは自分がしている
□ 自分は陽気である
□ 人との対立を避ける

が沈んだ状態です。他人の期待に沿ってよい人を続けているうちに、こころが沈みがちであり「生きるのがつらくなってきた」と言い始めるかもしれません。

これこそがんばった家族介護者がうつになってしまう図式を表しています。

それゆえ、自分や家族がメランコリー親和性のパターンをもっていると感じたときには、介護家族自らが、そしてケア専門職が気がついたときには支援している家族に対して、期待にこたえることをしすぎていないか、チェックしてアドバイスすることが大切です。

私が現場で得たデータからは、４つの行動パターンをそのまま続けることなく、ときには「Ｎｏ！」と言えるようにしていれば、４００人のメランコリー親和性性格の介護家族が介護うつ、バーンアウトにならずにすみました。

あえて「ＮＯ」が言えるように心がけることも大切です。

6 家族支援は本質的な支援

このグラフは認知症の人と同居している家族が、定期的な病気の説明と家族同士の交流を通じて家族支援を受けることができた65家族と、何らかの原因で家族支援ができなかった65家族、計１３０家族を2年にわたって見続けた場合に、認知症の人自身にどれくらいＢＰＳＤが現れたかをみた記録です。縦軸にＢＰＳＤの回数、横軸に時間の経過をとりました。

24か月経過しても家族支援を受けることができなかった場合には、認知症の人自身のＢＰＳＤは減りませんでした。一方、家族支援を受けることができた認知症の人のＢＰＳＤは少しずつなくなってきたことが分かります（手前のグラフ）。

「認知症の人自身へのかかわりではなく、ケアする家族へのかかわりで、認知症の人のＢＰＳＤの回数が減ってくるなんて考えられない」と思われるでしょうか。不思議なことにそれは事実です。

7　ＢＰＳＤが現れるには理由がある

理由は明らかです。認知症の人にＢＰＳＤが現れるときにはそれなりに理由があります。かつて自らが認知症であることをカミングアウトし、世界中で講演した元オーストラリアの高官、クリスティーン・ブライデンは、「認知症の自分たちがなにが起きたか理解できなくても、恐怖を感じる体験をすると自らを守ろうと必死になるのは当たり前ではないか」と話してくれたことがあります。

そう、認知症の人は、いま、ここで起こっていることの理解

家族を支え、本人の昼夜逆転が改善

家族支援は付帯事項ではなく本質的な支援！

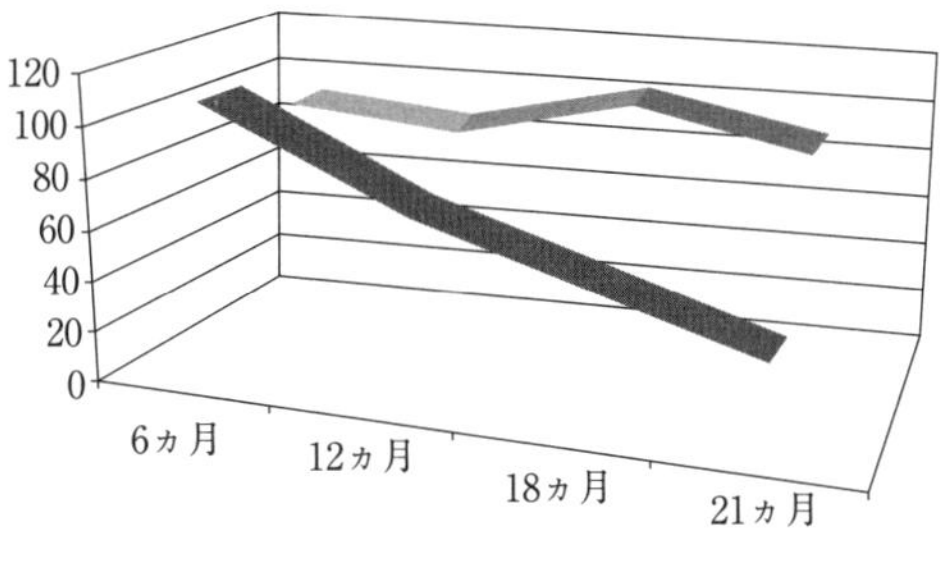

はできないかもしれません。しかし、なにかたいへんなことに巻き込まれるのではないかと不安や恐れを感じたとき、混乱や大声によってその不安と向き合うことがあっても、それは身を守るための当たり前の反応です。

ＢＰＳＤが現れる場合には2通りあり、１つは脳の変化や萎縮、血管の詰まりが進み、本来の正常な脳では考えられないようなＢＰＳＤ、たとえば被害感や興奮が出てしまうことがあります。もう1つは、クリスティーンが言ったように、なにが起こっているか理解できなくとも、相手の困惑や攻撃的な「雰囲気」が伝わって、認知症の人がより混乱するという心理的な反応です。

私の研究データは後者についてのものです。対象とした１３０家族は、なにも最初からケアの達人であったわけではありません。ＢＰＳＤのために夜も眠れないことや、興奮にどう対処すればよいか分からなくても当たり前です。

しかし、家族支援のなかでどのように対処すればよいかを知り、お互いの支え合いから先に明かりが見え始めると、ＢＰＳＤが現れている認知症の人と向かい合っている最中にも、こころにはどこかゆとりが出ていることが確認されています。

8 「家族支援も大事」ではなく「家族支援が大事」

夜中に大声を出している前頭側頭型認知症の夫（52歳）をケアするＬさん（女性・49歳）は、３年目の春から夫のＢＰＳＤが激しくなっていることに悩んでいました。本人は夜に大声を出していても、昼間はデイサービスに行って向こうでぐっすりと寝てしまいます。デイサービスの職員がいくら起こそうとしても無理な状況がここ数か月続いています。Lさんは昼間、寝ているわけにはいきません。夫に代わってパートのレジの仕事をしなければ収入がないからです。ある夜のこと、いつもより激しく大声を出す夫に耐えかねてLさんは夫の顔に枕を当てて、そのまま抑え続けました。

はっとして気がつくと夫はぐったりとしています。Lさんは慌てて救急車をよびました。

次の日、「夫を殺しかけた」と泣きながら許しを求めてくるLさんの相談を受けたケアマネジャーの斉藤たまきさんは、通院先を大病院から私の診療所に変え、地域包括支援センターとともに若年認知症の家族会を紹介しました。Lさんの相談を受け、真っ先に家族会のことが頭に浮かんだのにはわけがありました。それは、斉藤さんもまた交通事故をきっかけに高次脳機能障害から認知症になった夫の介護家族だったからです。現在、彼女の夫は施設入所していますが、在宅のときの苦労は筆舌に尽くしがたいものがありました。

斉藤さんは介護家族になったとき、自分からケアマネジャーの資格をとろうと勉強を始め、認知症への理解を深めたいと認知症ケア専門士になり、現在の職場に勤務して現場で同じような立場の人を支援しようとしています。

そのおかげでLさんと夫はショートステイの利用や「わかちあいの会」に参加して、同じ立場の人と自分の経験を語り合い、なにかが起こったときの対処方法もたくさん学ぶことができました。

夫の混乱が収まり、こころにゆとりができたころ、Lさんは斉藤さんに聞きました。

「あなたは介護家族として資格もとり、勉強もして、さぞ、ご主人にはケアを尽くしたんでしょうね」と。

するとと意外な答えが返ってきました。

「いいえ、とんでもありません。はじめは夫のために少しでも専門知識を入れれば、その後の在宅ケアがうまくいくと思っていました」「だけど専門知識が入るほど、自分が完璧なケアをしなければいけないような気がして、かえってできなくなりました。だから私、決心しました。自分の夫のことはほかのプロに頼んで、その代わり私は別の人を支援しようと思いました」と。

自らがプロであっても限界があります。しかもプロだからこそ、家族とは向き合えないこともあります。その限界を知ったからこそ斉藤さんはLさんと夫が追い詰められないように家族会を紹介できたのでしょう。彼女のように共感をもってかかわってくれる人の存在は、いま、苦しんでいる家族にとって大きな光です。煌々と輝く光ではないかもしれませんが、介護家族がたった1人で真っ暗闇の海を漂っているとき、ほんのかすかな光がみえるだけで、次の希望へとつながります。

斉藤さんをはじめとするケア専門職の存在理由は決してたちどころに解決策を見つける「助っ人」になることではありません。自らも迷いながら介護家族の前に灯る明かりになることなのです。

これまで数多くの場所で「家族支援」の大切さをみてきました。多くの場面では「家族支援も大事」と言われますが、私は「家族支援が大事」と言い続けています。なぜならこれまでに書いてきたように、家族支援なくしては認知症のケアや医療が成り立たないからです。決して付帯事項として家族支援をとらえるのではなく、最初から家族支援も本人支援と並んで双璧をなす本質的事項として支援されれば、介護に追い詰められた家族が起こしてしまう悲しい顛末を防ぐことができます。

12　終末期に向けて

認知症の病状の進行は実にさまざまです。ここに書くように病気の悪化に伴って足腰にも問題が出てくる人もいれば、最重度になってもまったく身体的には問題なくすごせる人もいます。脳の変化と身体の課題について考えましょう。

このグラフは診療所に通院する認知症の人のなかで、ケアの経過年月と「けいれん発作」「誤嚥性肺炎」の発生の関係を示したものです。グラフの縦の目盛りはパーセントです。

「たとえ15年の長い経過であっても施設に入所している人はこれほどの割合にはなりません」と、ある講演会場でこのグラフをみた看護職から指摘を受けたことがあります。

確かにその指摘は正しく、入所している認知症の人や入院してい

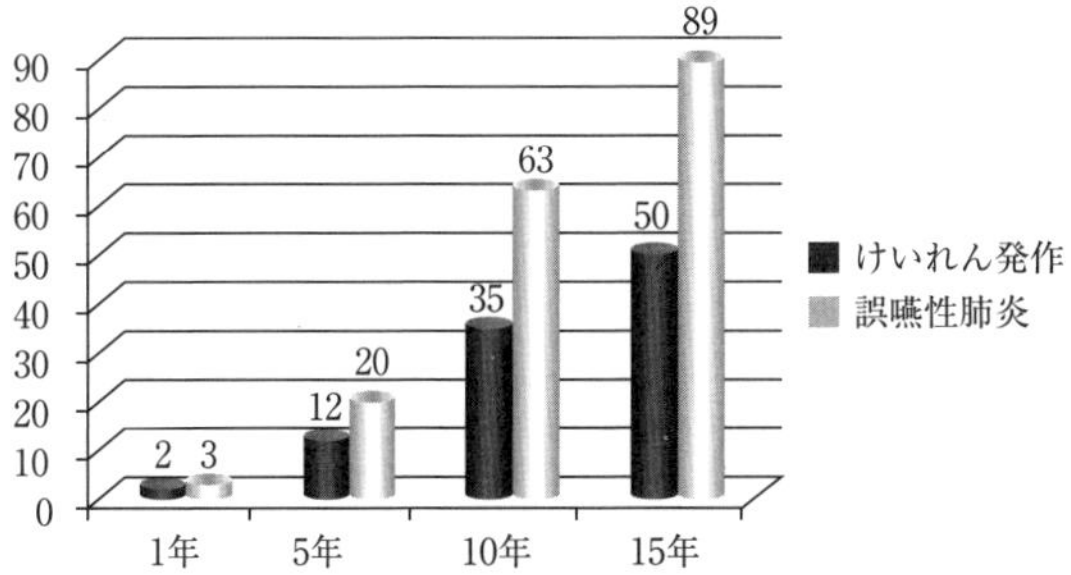

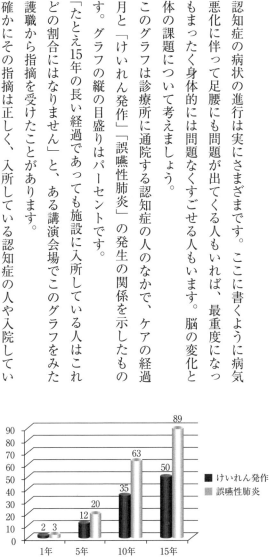

る人にはこれほど多くの割合で起こるものではありません。このデータは在宅でケアを受けている認知症の人のけいれん発作や誤嚥が起こる可能性が出てきた時点でカウントしたものです。したがって実際に起こった事例の数ではなく、そういうことが起こりそうになった時点のものです。

ケア1年でも2~3パーセントの人がけいれんや誤嚥を出す場合に注目してください。これは若年認知症のなかでもとくに急激に進行し、発症からすぐに歩行障害が起こって歩けなくなるような急速悪化型にみられる特徴です。

一般には5年をすぎ10年になろうかという経過の人にみられるようになります。このことを常に意識しながらケア専門職がかかわることで、現場での本当の発作や誤嚥性肺炎を防ぐことができます。

夜中のひとり当直でもっとも不安なことは、利用者の急変です。その際、救急車をよばないといけないかどうか、判断を迫られる筆頭がけいれん発作と高熱でしょう。両者は認知症の人の終末期では突然表面化します。在宅でもこれは同じです。

24時間の対応を求められるケア専門職が迷うことなく対応できるようにするためにも、このような医療からの情報をケアにフィードバックさせてください。

1 どこまで医療を継続?

最大の課題は認知症の人がさまざまな病態になったとき、「どこまで医療を続けるのが適切なのか」ということです。

□点滴による輸液（6／8）　□経管栄養　中心静脈栄養（4／11）
□人工呼吸器（4／8）　□疼痛管理（13／13）

□医療のかかわりを全人的な視野によって展開
□本人と家族の意向が大切
□支援者には代弁者としての役割が求められる
□苦痛を軽減すること

表の右側のかっこ内には、終末期を担当して見送った人の家族がどのような割合でその処置を望んだかを記しています。

点滴（末梢からのもの）は8例中6家族が希望しました。中心静脈栄養（ＩＶＨ）は11例中4家族が望むにとどまりました。人工呼吸器の装着も8例中家族が前向きに希望したのは4例にとどまりました。現在はもっと少ないかもしれません。当時は「平穏死」という概念が一般には普及していませんでした。

いまや医療界全体が本人や家族の意向に沿った終末期医療を心がけるようになりつつありますので、当時とは大きく様変わりしたように感じます。

このデータで注目したいのは疼痛管理です。当時から、そしていまでも、認知症の人の終末期ケアの際に、「苦しいことだけは避けてあげたい」と苦痛を緩和することはなによりも大切なことです。痛みのほかに呼吸の苦しさなどから解放することも終末期ケアの大きな目的です。

終末期にはこころのケアも大切です。認知症になったからといって、こころがなにも感じなくなるどころか、普段よりもいっそう敏感に不安や恐れを感じる人が多いことを、本書をここまで読み進めてきた人なら分かるはずです。安心できるように傍に寄り添うことも含めて大切なケアです。

霊的なケアも大切です。日本ではあまり一般的ではありませんが、信仰をもっている人の場合、その人が大切にしている宗派や宗教に基づいたケアも欠かせないポイントです。

2 認知症と誤嚥性肺炎の発生――歯科医としての立場から――

このグラフは診療所でかかわった認知症の人の口腔ケアの有無による誤嚥性肺炎の回数を示しています。口腔ケアの大切さは、ここ10年ほどで声高に叫ばれるようになりました。

私は精神科医になる前は歯科医師として在宅でケアを行っている認知症の人や寝たきりの人のところに訪問診療をする歯科を考えていたのですが、そのころは32年前、現在のように口腔ケアの重要性が認められていなかった時代背景もあって、歯科訪問診療は断念せざるを得ませんでした。

その代わり、現在に至るまで口腔ケアや嚥下のことは歯科への協力を続けてきました。

その結果、食事をとっているときではなく、食事を無事に終え、その後の口腔ケアも成し遂げたあとの「何でもないとき」にこそ危険が潜んでいるため、もっとも注意しなければならないことが分かりました。普段、口のなかには多くの雑菌がいます。虫歯をつくるストレプトコッカス・ミュータンスなどもそのひとつです。口のなかや胃のなかでは普通の雑菌であっても、それが普段は無菌状態の気管から肺に入ると炎症が起こってしまいます。

これを防ぐのが誤嚥性肺炎の発生を抑えるのにもっとも効果があります。食事やその後の食物残渣（食べかす）を口腔ケアしたあとにも、食間（食事と次の食事の間）の雑菌とそれが混じった唾液がいつの間にか、気がつかないうちに食道ではなく気管に流れ込んでしまう誤嚥性肺炎こそ、ケア専門職が常に気を配っておく必要性があります。

誤嚥性肺炎は、私の集計では認知症の人の直接死因の第1位を占めていて、全体の30パーセントに及びますから、ケア専門職がそのことを知っておくことが大きな力になります。

地域包括ケアについては、今後、より多くの職種が集学的に（さまざまな領域の英知を集めて）かかわらなければなりません。口腔ケアを担う歯科医師、そして口腔ケアのプロ中のプロである歯科衛生士など、これまで以上に積極的なチームアプローチへの参加が求められています。

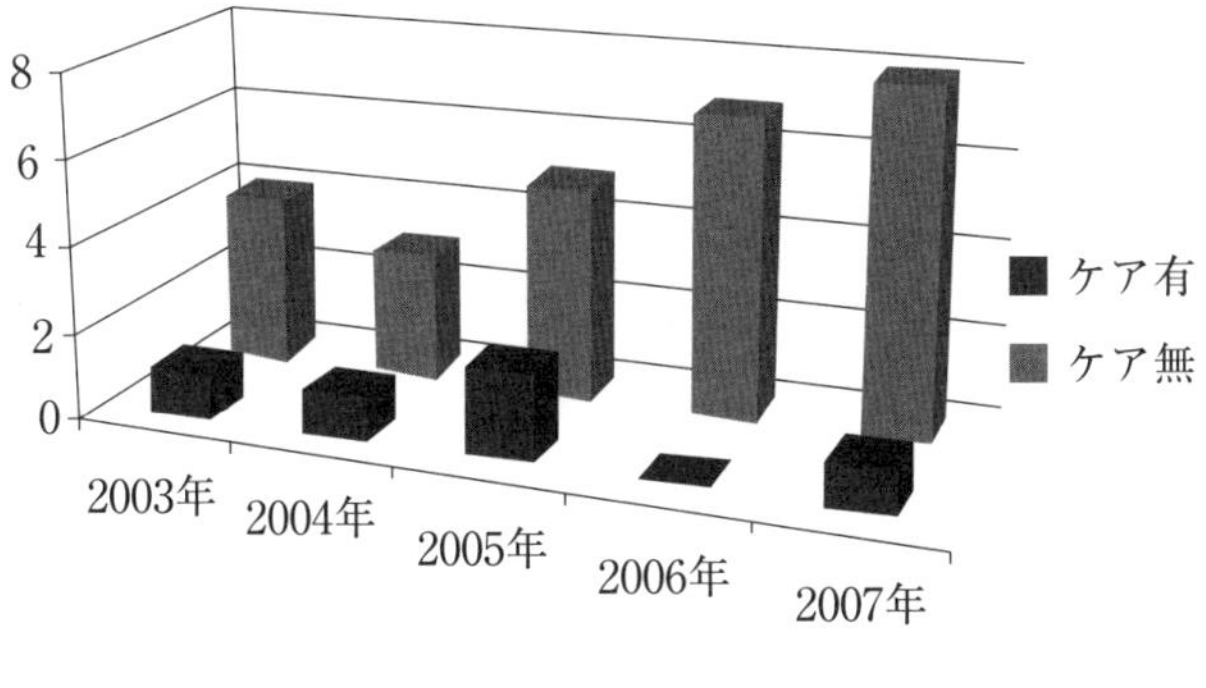

歯科医師の仲間のなかにも訪問診療にとても熱心で、しかも口腔嚥下について見識も豊かな先生がいます。一方、これまでのように歯科診療所に来院される患者さんの義歯（入れ歯）やインプラントを専門にしている先生も数多くいますので、ケア専門職が歯科医師と連携する場合には、その先生が口腔ケアや訪問診療をしているかどうか、もう一度確かめてからアプローチするようにしてください。

3 口腔ケアの重要性

アルツハイマー型認知症の重度で寝たきりのMさん（女性・91歳）のケアマネジャーをしている宮下恵子さんは元歯科衛生士です。介護保険が始まるときに一念発起してケアマネジャーの第1回試験に合格して以来、介護保険の担い手としてがんばってきました。

宮下さんの最大の悩みは「身体医療について詳しくない」と彼女自身が思い込んでいることでした。これはケアマネジャーになる多くの職種に共通した悩みのひとつです。たとえば社会福祉の専門領域からケアマネジャーになると「医療やケアの現場が分からない」と悩む人もいますから、立場は同じなのですが、人はだれでも、「自分にはない」と思い込んでいる点でコンプレックスをもつのかもしれません。

Mさんは高齢でもあり、咳反射をすることができません。家族もなく、ときに見守りに来る息子さんだけが支えの毎日なので、ホームヘルパーが順番に見守っています。それでも季節に1回程度は誤嚥性肺炎が起こります。

そこで宮下さんは耳鼻科で嚥下を専門にしている先生と、歯科で摂食・嚥下を研究している人がつくっている勉強会に参加することにしました。

日本認知症ケア学会では歯科・口腔ケアの大切さを理解している会員が多く、常に口腔領域との交流があります。宮下さんは認知症ケア専門士になったあと、認知症ケア上級専門士を目指していて、その過程で言語聴覚士の専門士とも出会うことができました。

そこでMさんの状況を話したところ、その時点でもっとも自宅から近かった歯科の先生が自宅に来て、誤嚥の検査をし、そのデータを内科主治医の下に届けてくれました。

やはり食事のとき以外の誤嚥が多く、その事実からケア会議において、「普段からホームヘルパーの訪問時には、より口腔ケアを重点的に行うこと」で一致しました。それから1年半、Mさんの誤嚥性肺炎は影を潜めています。

誤嚥性肺炎はいつ発生してもおかしくなく、発生すると急激に悪化します。そのことを知れば普段からの口腔ケアがどれほど大切か、ケア専門職が気をつけているかが、誤嚥性肺炎の発生を左右するといっても過言ではありません。

4　支援の「どういう姿」に救われたか

宮下さんが口腔の専門家であったことは、Mさんにとっても息子さんにとっても大きな安心につながったことでしょう。宮下さんが当初抱いていた「私は歯科領域なので……」との不安は、こうして危機を乗り越えるたびに払拭されていきます。よい意味で経験を重ねることで自信が深まっていくでしょう。

また、ケアする介護家族の立場からみてもケア専門職に対してさまざまな面で「救われた」と感じる場面があります。このグラフは82家族に対して私が「支援職のどのような点に救われたか」を聞いたところ、返ってきた答えをまとめたものです。

もっとも多かったのは、介護家族が何らかの決定で迷ったときにケア専門職が「そっと後押ししてくれた」という意見でした。これはなにも「こうすればよい、ああすればよい」と指示をしたのではありません。そっと傍から迷っている介護家族の迷いをなくし、出すぎないアドバイスをしてくれた結果です。最近の医療の一部には、「家族が決めてください」と、情報を伝えることなしに、どういったことをするか決定を求めてくることがあります。

しっかりと情報を知ったうえでの自己決定、インフォームドコンセントならともかく、いきなり右か左かを決めなければならない家族にとって、認知症のことをよく知っているケア専門職が、そっと傍からアドバイスをくれることは、真っ暗な闇の海を漂うときの明かりになるに違いありません。

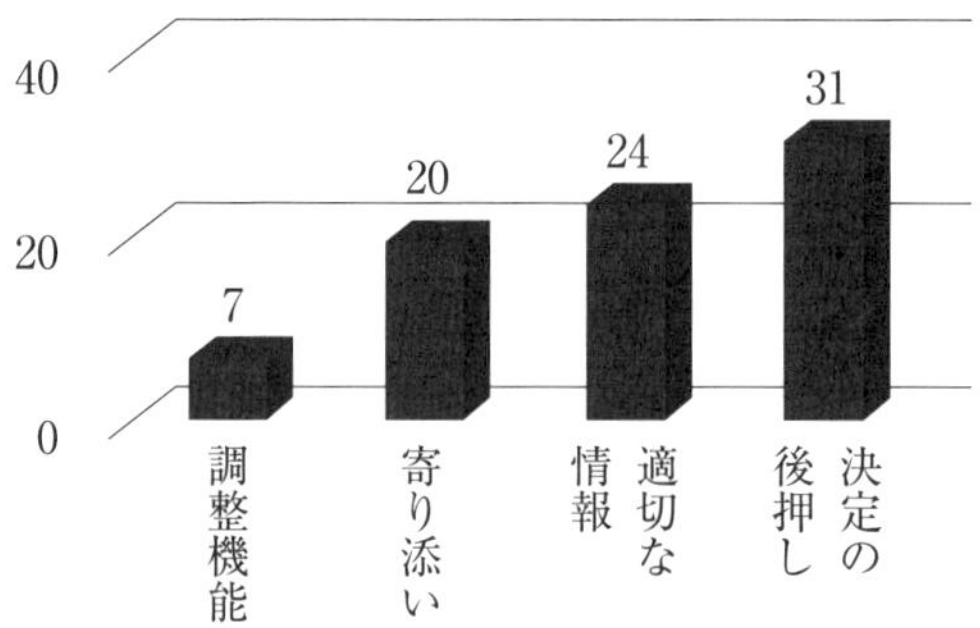

たった1人（あるいは1家族だけ）で悩まないためにも、大切なアドバイザーであり、また、介護家族の代弁者になれるのがケア専門職なのです。

介護保険の制度の下では、なかなか最初から最重症度に至るまで、ずっと寄り添うということが不可能かと思いますが、それでも担当から離れてなお介護家族のことを気にかけてくれるケア専門職の存在があり、そこからの情報が医療に生かされれば、大きな希望につながっていきます。

13 遺族ケアまで包括的に

認知症は早期に発見し、適切な対応ができて本人が安心できる環境のなかでサポートされれば、急激な悪化を防ぐことができる病気であると、だれもが口にする時代になりました。

早期発見と対応の大切さはいまさら言うまでもありません。では、入口のところ、「早期」は分かりましたが、出口の「重症や終末期」にはどこまで支援されるべきなのでしょうか。

答えは1つ。「亡くなったあとまでのケアが必要」なのです。本人が亡くなるまでその人に寄り添うことも大切ですが、もっと大切なことは、認知症の人を見送った介護家族のこころの痛みがなくなるまでいつまでも、と言いたいと思います。

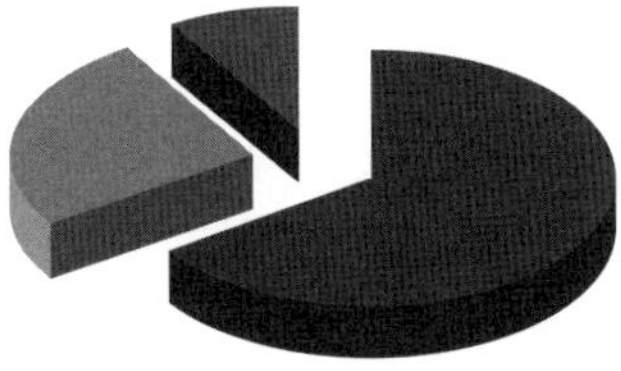

全体で125報告

1 グラフが語ること

このグラフは、診療所に来院した認知症の人を見送った１２５家族に行った「ケアでもっとも後悔していることは何ですか」との質問に対する答えです。１２５家族はこのようなぶしつけな質問を、しかもその大切な人を見送った直後に投げかけた失礼にもかかわらず、答えてくれた介護者でもあります。

2番目に多かったのは32例（全体の26パーセント）の「選ぶ医療機関をまちがえた」という答えでした。

私が担当した認知症の人の家族から返ってきた意見ですから、もっとも反省すべきは自らの医療の「力量のなさ」です。せっかく選んだのに「この程度のことしかできなかったのか」という私への気持ちは申し訳なさとともに、次に出会う認知症の人と家族に対してよりよい医療を行うための自戒となって返ってきました。

3番目に多かったのは11例の「その他」の意見でした。ケアをめぐるきょうだい間のいさかいを後悔した人や、認知症の人の資産の争いになったことを悔やむ人など、それぞれ多くの意見に分かれました。ここにもケアの現場で展開した多くの物語りがあったことでしょう。

しかし注目してほしいのは最多の意見です。全体の65パーセントを占めた82例の答えは異口同音に「私は介護家族としてなにもしてやれなかった」という、強烈な自責に満ちたものでした。

実際にはそのようなことはありません。むしろ「胸を張ってよい」と言ってあげられるほど介護をし尽くした介護家族でした。

ところがそれほどのケアを成し遂げたにもかかわらず、認知症の人を見送った家族には、これほど大きな自責の念が残ります。無理もないでしょう。客観的には十分に思えるケアであっても、当事者としての介護家族には満足感がなかなか出にくいのだと思います。「ああしてやればよかった」「あのときにもっとやさしくしていれば……」遺族となったときだからこそ、その人に対する思いは尽きることがないのでしょう。

それゆえケア専門職や地域の人は、このときにこそケアを終えた家族に「よくケアされました。私たちはあなたの努力や願いを見届けました」と、嘆きの渦中にいる家族に声をかけてほしいのです。そのたったひと言の「許された」という思いこそ、ケアで傷つき嘆きのなかにいる家族にとって、明日につながる光だからです。

私の臨床経験のなかでも、遺族ケアに力を注いだ時期がありましたが、嘆きのときを乗り越えて喪に服する期間が7年に及んだ遺族もいました。それほど見送るときの家族のこころは揺れるのでしょう。さりげなく、しかし確実にケアを評価する言葉を受け止めることで、遺族のこころは癒されていきます。そのことを考えれば、早期発見に始まる認知症のケアと医療は、本人を見送ったあとの遺族ケアまで含めてしっかりとサポートする必要があります。認知症はその経過において初期段階から亡くなったあとの遺族ケアまでトータルに支えることが必要です。大きな河の流れのような時間の経過に沿って、認知症の人と家族の人生を見続けていきましょう。

2 思ってもみなかった別れ

ケアをし終えた家族がこころに大きな傷を負うような別れには次に書くような物語もありました。

ひとり暮らしの母親を、10分ほど歩いた近所に住む娘が毎日訪ねてケアしていました。母親のNさん（女性・82歳）は3年前にレビー小体型認知症と診断されましたが、何とか1人で生活ができています。アルツハイマー型認知症とは異なり海馬の萎縮が少ないために、いつもこなしていることはできます。パーキンソン症状のために手足の動きが固く、震えはありますが、家事もある程度はできます。

娘は近所に家庭をもっていて、昼間は印刷会社にパートとして勤務していました。午後5時半には仕事を終えて実家に戻り、母親のケアをすませてから自分の家に帰ります。夫は製薬会社に勤めていて夜遅くなることも多く、かえってそれが母親のケアの時間を確保してくれるので助かっていました。

子どものいない娘夫婦は共に「ひとりっ子」です。「両方の親を見送るのは当たり前」と覚悟してきましたが、最後に残った1人がNさんでした。

Nさんはレビー小体型認知症のために、時々幻覚をみるようです。あるときも突然リビングの入り口に向かって「どなたさまですか」と言って気色ばんだ次女をみた娘は、手をポン、とたたきました。すると気が逸れたNさんから幻視が消えます。家事にしてもできることが多いので、その分、全面的なケアが必要な人のケアとは異なっていました。

ある夏の夕刻、娘は昔、この実家で夕暮れ時にぬるめの湯を張って行水していたことを思い出しました。Ｎさんにそのことを話すと嬉しいことに覚えていてくれました。

「今日は暑かったから、あのときみたいにいっしょにお風呂に入ろうか」と誘う娘の声がよほど嬉しかったのか、声を上げて笑ってくれました。

「昔の思い出をよみがえらせることで、少しでも脳の変化を抑えたい」との娘の願いがかなったように、その夕刻のＮさんはとても清明でしっかりと答えてくれました。

２日後、娘がここ数日は仕事が忙しくて母親のところに来られなかったことを悔やみながら、それでも「また今日も行水でもしようかな」と密かに思いながら玄関を開けたとき、妙な静けさが漂っていました。

いつもなら感じる気配がないのです。

「どこかに出かけて、まだ帰っていないのかしら。それならぬるめの湯を張って……」とお風呂に行った途端、彼女は絶句しました。

お風呂のなかに腰から折れるようにうつぶせになった母親が浮かんでいたからです。

母親を湯船から引き上げましたが、すでに水は冷たく、急いで１１９番に連絡をしたあと母親の顔をみると、かすかに笑っていました。

その表情をみた途端、娘は激しく泣き始めました。「私のせいで母を死なせた。行水のことなど忘れていたのに」と。

それから2年がすぎました。娘はいまでも自分のことを許すことができません。「あのときの失敗が母を死なせた」と後悔の気持ちは時間が経つにつれて大きくなっていきます。

母親のために娘は人並み以上のケアをしてきました。そのことは町内会でも評判になったほどです。しかし娘は熱心すぎるゆえ、他人の支援を受けることには慣れていませんでした。

「ありがとう、でもお気持ちだけで十分です」と断った支援が数多くありました。

担当ケアマネジャーであった高橋洋子さんもそのことを深く後悔していました。

ケアマネジャーだった私がしっかりとアセスメントしていれば、何らかの形でもっとNさんと娘に適切な支援ができたのではないか、とずっと後悔し続けてきました。

そんなある日、高橋さんは近所のスーパーマーケットで娘と偶然に出会いました。とっさに彼女は商品棚の陰に身をひそめました。「娘さんはさぞ私のことを恨んでいるに違いない」と思ってこの2年をすごしてきたからです。

いかに娘が他人の手を借りようとしなかったとはいえ、あのような事故で母を失った娘はケアマネジャーであった私を恨んでいるはずだと彼女は思っていました。

実際、あの事故のあと、別の事業所のケアマネジャーにも「ケアプランとアセスメントが足りなかったために、あのような事故が起こった」と公然と批判されたことがありました。

「私は恨まれていても仕方がない」とも思い続けてきました。しかし、いま、目の前にいる娘に、あの事故のあとには会えませんでした。彼女はこの2年間、自責の念と娘に恨まれる恐怖とでなにもできませんでした。

こうして目の前に娘がいます。しかもその姿は決して事故の痛手から立ち直ったようにはみえません。悲しげでやつれた印象が色濃く出ているその姿に、高橋さんはこころが痛みました。

「いくら非難されても、ここで言わなければ私は一生後悔する」と思い、高橋さんは娘の前に進み出て行きました。

娘もその姿に気がつき、はっとして2人は向き合いました。

「お久しぶりです。あのことがあってから娘さんにはお目にかかることができず、たいへん申し訳ありませんでした。お怒りを覚悟で言いますが、私のケアマネジャーとしての力量のなさへのお詫びを言いたいと思います。そして娘さんがいかにお母さんのケアに努力されたか、いまここでお伝えしたいです」と、高橋さんは言いました。

どんな罵声が飛んでくるのであろう。彼女は覚悟しました。

しかし、つぎの瞬間、彼女の眼に映ったのは娘の怒りの表情ではありませんでした。娘は泣きながら言いました。

「そんなに思ってくれていたのですか。私はあなたの申し出を断って、1人で母の入浴をさせて死なせてしまったから、あなたが怒っているものだと思い込んでいました。罪深い娘だと自分を責めてきました。あなたが評価してくれるなんて、私はこの2年を生きてきてよかった」と。

いつになってもかまいません。ケア支援職が家族のことを評価していたという事実を積極的に伝えることは、遺族となった介護家族のこころの癒しにつながります。

2人はその場で泣き続けました。娘さんの気持ちが安らぐように、その涙には祈りの言葉があふれ、２人に注ぎ続けられました。

その後しばらくして高橋さんの勤める居宅支援事業所に娘からはがきが届きました。そこにはあの日、声をかけてもらった娘が自分の行動で高橋さんを怒らせたのではないかと心配してきたこと、自分の至らなさを責めていたのに高橋さんの気持ちを聞けてよかったと記されていました。人を支援しようとする人のこころは伝わるものなのです。

14

地域連携に向けて

□守秘の徹底と情報共有
□地域住民の安堵・共感
□双方向の意見伝達（相手の専門性を評価）
□相手との相違を認め寛容に
□「何もできない」と思うときにも連携が大切
　関与しながらの観察

認知症ケアを地域で進めていくためにケアと医療が連携する際に、もっとも大切なことに「その人の尊厳と人権を守ること」があります。

個人情報保護法でも分かるように、個人情報を悪用して権利侵害を受けないようにすることは、なににも増してケアと医療、さらには地域包括ケアが実践されるうえで最重要です。しかし同時に、地域が認知症の人を支えていくなら、そのことを大切に思う人々が連携しながら情報を共有することも大切です。

たとえば行方不明になった認知症の人を地域ぐるみで捜索する際には、個人情報保護法をあえて「乗り越えてでも」情報を共有できるように条例をつくった自治体があります。協力のためには自治体が市民を守る覚悟をもって臨まなければなりません。

地域ケア会議などを開催するときには、お互いの立場を超えた双方向での連携が求められます。多職種連携でも多くの職種が立場の違いを超えて協力するとき、意見の相違を超えて協力するための「寛容さ」が求められます。ケア専門職と医療職では意見が異なることもあるでしょう。そのような違いを超えてこそ、ケアと医療の距離が近づきます。そのためにぶつかることを恐れず、そして相手の立場や意見を尊重することから地域連携は進んでいきます。

認知症の人自身への支援としても、介護家族支援の視点からしても、このさき、在宅介護を取り巻くリスク軽減には大きく分けて2つの流れがあります。1つは適切な病気の理解、生活の不都合を社会や地域が理解するための情報提供で、それを積極的に学ぼうとする社会の態度です。

さらに求められるのは、認知症を受け入れる私たちの覚悟です。どれだけ病気としての認知症を理解したとしても、実際の生活上の困難をみんなで「分け取る」ことを地域が積極的に行わなければ、認知症の人が当たり前に居続けられる社会はできません。

しかし介護保険や医療保険は財政的危機にあります。このさきの社会保障費の増加を考えれば、これまでのように予算を投じることはできなくなります。1つの方向は自己責任のうえでの管理です。たとえば認知症の人が鉄道事故に巻き込まれた場合に、「たとえ病気があっても、自らが犯したことの責任は自ら、もしくは家族が負う」という考え方です。

一方、認知症の人が増えて病気の「不都合さ」ゆえに事故や過失が起こった場合には、個人の責任ではなく、地域、自治体や国がその責任を負うという考え方もあります。

私はいま、この国の方向性は岐路に立っていると思います。みんなの幸せのためには各自が責任をもつのか、それともハンディキャップがある人を同等の存在として支えるために、その人の不都合を私たちが寛容をもって受け入れるのか、意見は真っ向から対立しているかのようにみえるかもしれません。

しかし、現場ではその時々の状況によって両方の考え方を認め合いながら方向性をつけていく寛容さが不可欠になります。

社会の目が自己責任を求め、専門職や施設にも責任を問う傾向にあるとしても、障害とともに生きる人を社会の一員として受け入れようとする社会のまなざしがあれば、新オレンジプランの崇高な概念は単なる理想論ではなく、地域に受け入れられていくでしょう。

私は精神科医としての臨床を始めたときから精神療法家のサリヴァンが残した「関与しながらの観察」という言葉をいつもこころに留めてきました。この言葉はさまざまな課題がある子どもを育てていくうえで、周囲の大人が「自らも巻き込まれそうになりつつ」それでもみんなで情報を共有しながら、しっかりと観察を続けていけば、「いま、すぐに」その子の課題を左右することができなかったとしても、何らかの動きがあったときには「間髪を入れず」対応できるという考え方です。いまは動かせない課題でもみんなが協力しながらその子を見守って（観察）いれば、なにかの際にしっかりとかかわること（関与）にほかならないという考え方なのです。

この考えは子育てにとどまらず、これからの地域包括ケアにおける認知症の人や介護家族の支援の要でしょう。セルフネグレクトや遠距離介護、老老介護や認知症の人が介護者にならざるを得ない場合など、このさき私たちはしっかりと役割分担しながら、なにかあったときには、すばやく動けるようにしながら見守り続けることが必要です。

普段、周囲の努力にもかかわらずその在宅介護体制が動かないようにみえるときこそ、私たちには関与しながら観察することが求められ、それを許す寛容さが地域に求められています。

15 認知症介護の肯定的側面

最後に、認知症ケアは常につらく、できれば避けてとおりたいと考えられがちですが、ケアにかかわった人がより高みに達する機会を得るものであるという点について記したいと思います。

私は在宅で認知症の人と向き合い、悩みながらケアを遂行することには肯定的な側面があることを、これまでたくさんみてきました。

ある若年認知症の夫を介護する妻は7年にわたるケアの後、妻が昼夜逆転になって診療所に紹介されて来ました。初対面の医師に対する発言とは思えませんが、彼女はこう伝えてきました。「私、もう介護につかれました。なにをやっても夫は不満ばかり言うし、私の人生が終わってしまったようなさみしさと不安に襲われる毎日です」と。

365日、妻の介護は続きます。子どもがなく2人共きょうだいがいません。親戚とは縁遠く、孤立した介護が続けばこのような発言が口をついて出たとしても不思議ではありません。

それから3年、彼女は2週間に一度ずつ診療所に通院しました。「1か月ごとの来院にしましょうか」というこちらの申し出を彼女はやんわりと断り、定期的に月2回ずつ来院し続けました。毎回の診察で話題になるのは夫の態度についての彼女の意見です。側頭部に変化があって、物事のルールをしっかりと判断することができなくなっている夫のことを聞き、それでも以前とはまったく変わってしまった夫のことを、ときには恨みを込めて、また、ときには懐かしんで、妻は語りました。

3年目の2月のある日、夫は旅立ちました。あっけないほど急な展開でした。

しばらくして、あいさつに来てくれました。夫を見送ってから日がたたないにもかかわらず、彼女は地域のボランティアとして認知症の人と家族会の電話相談員の訓練を受けるというのです。

「私は夫と向き合って自分のこころの深い部分をみました。夫の死を願ったことも数えきれませんでした。しかしこうして見送ると、夫を罵倒しながらケアしている最中にも私が夫のケアをしているということで支えられていたのだということに気がつきました。夫がいなくなってケアする手間がなくなったはずなのに、なにもすることがないとさみしい自分がいることに気がつきました。認知症をケアする家族会のボランティアとして、これからは人の役に立ちたいと思うようになりました」と。

また別の例では、小学校3年生のときに母の母親（祖母）の在宅介護で激しいBPSDを現わす祖母をときに叱責し、泣きながら介護する母親をみてきた娘は、大学受験で迷わず福祉系学部を選びました。

母親は実母の介護態度が娘のこころに傷をつけたのではないかといつも悩んでいました。ところが娘は介護する自分の姿をみていて、大学を受験したというのです。

「お母さんがおばあちゃんに声を荒げる姿は、私にはおばあちゃんに『生きて』と願うお母さんの祈りに聞こえた」と娘は言いました。

私の手元にはこれまでに福祉系大学で教員を務めてきた際に福祉や対人援助の仕事を目指す人たち342人にアンケートをとった結果が残っています。

彼らへの質問のなかで、「身内の介護を通して自分が対人援助の専門職を目指す決意をした」と答えた人は289人でした。84・5パーセントもの人が自分の家族に起こった体験から、社会に役立つ仕事を希望するようになった事実が人の強さと希望を証明しています。

認知症ケアにおける悲しい事故や事件につながる危険な場面は数えきれないほど多くありますが、それでもケアする家族の姿をみて次の世代が他者を支えようと思うことは珍しくありません。その努力がそっと静かに、世代を超えて受け継がれます。認知症という「不都合」と向き合う家族は自らボロボロになりながら光を放ちます。認知症ケアの専門職はその姿に光を見いだしながら、自ら明かりとなって介護家族を導く希望です。介護職から与えられる希望が暗い夜を照らし続けることを、私はいつも願っています。

＊

（松本一生「家族と学ぶ認知症」金剛出版（2006）より一部転載）

【参考文献】

○V.E.Frankl「それでも人生にイエスという」春秋社（1993）
○藤本直規・奥村典子ほか「痴呆の在宅終末期ケア」ターミナルケア増刊号、青海社（2004）
○クリスティーン・ボーデン「私はだれになっていくの」クリエイツかもがわ（2003）
○エリザベス・キューブラー・ロス「死ぬ瞬間」読売新聞社（1998）
○サリヴァン「精神医学的面接」みすず書房（1986）

あとがき

日本認知症ケア学会という学会が２０００年にできました。さまざまな職種が「認知症を支える」ことをキーワードに集まってつくった多職種連携の学会です。私は学会が設立されるという新聞記事を読み、急いで入会しました。

その学会認定資格として「認知症ケア専門士」という資格があります。国家資格ではない学会の認定資格であるにもかかわらず、これまでに3万人を超える人々が資格をとり現場で活躍しています。なぜそれほどの共感をよんだのでしょう。

私には忘れられない光景があります。認知症ケア専門士の資格試験が始まった年、私は関西の試験会場である神戸ポートアイランドのホテルで試験監督をしていました。多くの時間をかけて試験がすべて終わったとき、たくさんの受験者が会場から退出する際に、せめて受験者の労をねぎらいたいと考え、会場の出口で迎え「ご苦労さま」と言いたくて玄関で迎えたときのことでした。ある中年の男性が携帯電話で家族と話している言葉が耳に飛び込んできました。

「ごめんな。お父さん、今年の試験はだめだった。でもな、どうしても第2の人生で人の役に立ちたいんや。リストラされてみんなには迷惑かけた。来年には必ず合格するからお母さんに謝っておいてや。お父さん、負けへんで」

苦労の果てに、それでもまた努力して人のために生きたいと思ったその男性が、無事に認知症ケア専門士になったかどうかは分かりません。しかし今日、3万人を越えるまでになった認知症ケア専門士は彼と同じ熱意で現場を支えています。本書に登場する認知症ケアの専門職も自らのことを二の次にしながら認知症の人と家族のために奮闘します。認知症ケア専門士に限らず、多くの支援職に共通している「祈りに似た気持ち」が彼らを動かしているのでしょう。

あの日、会場で聞いた感動を多くの人々と共有できるなら、これからも認知症ケアを生涯の職としていきたいと願っています。

長いケアの日々、屋根の下での介護者が貴重な人生に美しさを見いだすならば、ケア専門職との連携は世代を超えて子どもたちにつながっていきます。

いま、この日々を生きましょう。今日は泣き苦しんでも、明日の暁を目指して。

2015年の春に

松本　一生

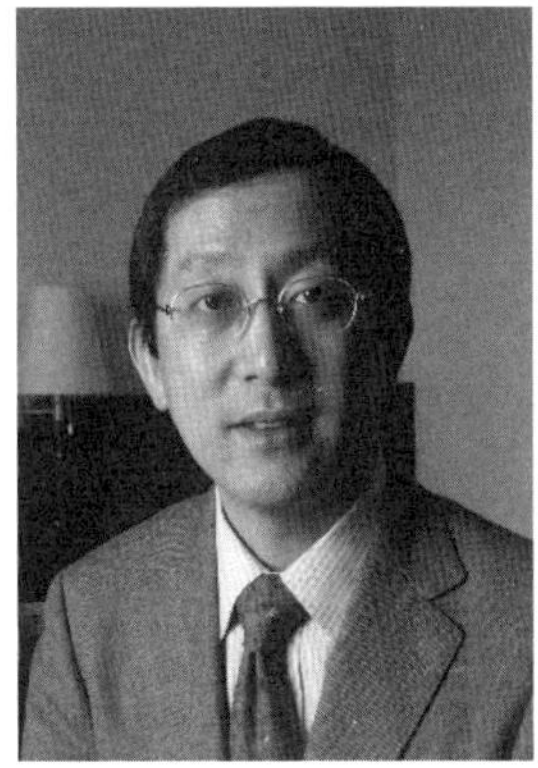

松本一生（まつもといっしょう）
昭和31年11月生まれさそり座
昭和58年3月大阪歯科大学卒業
平成2年3月関西医科大学卒業

松本診療所ものわすれクリニック理事長・院長
大阪市立大学大学院（生活科学研究科）客員教授
日本認知症ケア学会理事
日本精神神経学会指導医・専門医
日本老年精神医学会指導医・専門医
歯科医師介護支援専門員
大阪府認知症施策推進会議メンバー
元・厚生労働省「認知症を知り地域を作る」キャンペーン１００人会議　認知症本人ネットワーク支援委員会委員長

著書

①「家族と学ぶ認知症」金剛出版（2006）

②「認知症介護サポートマニュアル」河出書房新社（2007）

③「喜怒哀楽でわかる認知症の人のこころ」中央法規出版（2010）

④「認知症家族のこころに寄り添うケア」中央法規出版（2013）など

下町の小さな診療所から認知症の人と家族を見続ける

介護職と支える認知症——私の診かた——

２０１５年５月１５日　第１版

定　価　（本体１５００円＋税）
著　者　松本　一生
発行者　吉岡　正行
発行所　株式会社 ワールドプランニング
〒１６２-０８２５ 東京都新宿区神楽坂４-１-１
電　話　０３−５２０６−７４３１
ＦＡＸ　０３−５２０６−７７５７
E-mail：world @ med. email. ne. jp
http：//www.worldpl.com
振替口座　００１５０−７−５３５９３４
表紙デザイン・イラスト　寄國　聡
印　刷　三報社印刷株式会社

ISBN978-4-86351-091-3